Dr. Neha S. Sarode
Arjun Karra

Ponta e binário em ortodontia

Dr. Neha S. Sarode
Arjun Karra

Ponta e binário em ortodontia

Imprint

Any brand names and product names mentioned in this book are subject to trademark, brand or patent protection and are trademarks or registered trademarks of their respective holders. The use of brand names, product names, common names, trade names, product descriptions etc. even without a particular marking in this work is in no way to be construed to mean that such names may be regarded as unrestricted in respect of trademark and brand protection legislation and could thus be used by anyone.

Cover image: www.ingimage.com

This book is a translation from the original published under ISBN 978-620-7-65416-1.

Publisher:
Sciencia Scripts
is a trademark of
Dodo Books Indian Ocean Ltd. and OmniScriptum S.R.L publishing group

120 High Road, East Finchley, London, N2 9ED, United Kingdom
Str. Armeneasca 28/1, office 1, Chisinau MD-2012, Republic of Moldova, Europe
Printed at: see last page
ISBN: 978-620-7-77145-5

Agradecimentos

Gostaria de aproveitar esta oportunidade para exprimir a minha gratidão a todos aqueles que me ajudaram e orientaram durante o meu percurso destes três anos.

Para começar, presto a minha homenagem a Deus, o Todo-Poderoso, por me ter concedido boa saúde, coragem, inspiração e zelo. Expresso a minha sincera e profunda gratidão ao meu orientador e mentor, **Dr. Karra Arjun,** professor e orientador, que analisou várias versões preliminares do meu texto, fazendo sugestões críticas e adições valiosas ao meu texto. Os seus conhecimentos, a sua orientação inestimável, o seu encorajamento constante, a sua atitude positiva, a sua compreensão, a sua paciência e a sua crítica saudável contribuíram consideravelmente para a minha experiência. Sem o seu apoio contínuo, não teria sido possível concluir este projeto.

Devo um agradecimento especial ao **Dr. Sagar Mapare e** ao **Dr. Ram Mundada,** professores do departamento, cujo apoio constante e palavras encorajadoras deram sempre um impulso ao meu trabalho. Sem a sua assistência e participação dedicada em todas as etapas do processo, este trabalho nunca teria sido realizado. Gostaria de vos agradecer muito pelo vosso apoio e compreensão ao longo destes últimos três anos.

Estou igualmente grato ao **Dr. Vijay Yannawar e** ao **Dr. Kanchan Wadekar** pela sua orientação, críticas construtivas inestimáveis e conselhos amigáveis durante o trabalho de projeto. Estou-lhe sinceramente grato por ter partilhado as suas opiniões verdadeiras e esclarecedoras.

Gostaria também de manifestar a minha gratidão ao **Dr. Bikash Bindhani** por ter partilhado as suas pérolas de sabedoria.

Estou grata ao **Dr. Vivek Choukse** por ter estado sempre presente quando precisei.

Agradeço ao meu colega **Dr. Saurabh Tanpure,** ao **Dr. Shreshth Sharma, ao Dr. Pinky Balchandani e** gostaria também de agradecer aos meus colegas de grupo.

Dr. Amit Balki, Dr. Tushar Waghamare, Dr. Snehal Kamble, Dr. Shruti Bhattad, Dr. Shrutika Jadhav, Pooja Alimchandani Dr. Dinesh Chavan pela sua ajuda e apoio durante este período. Estou muito grato aos meus colegas seniores, **Dr. Sandeep Chilwarwar, Dr. Sandhya Wagh e Dr. Gaurav Varma, Dr. Abhilasha, Dr. Ashwini Chavan,** pela sua ajuda e apoio durante este período. Estou muito grato aos jovens **Dr. Avinash Mali, Dr. Prashant Baviskar, Dr. Prinyanka Chiddarwar, Dr. Vaishnavi Sirnaik, Dr. Shubham Jatale, Dr. Ayesha Shaikh** pelo seu apoio constante e infalível e pelo seu feedback.

Estou profundamente grato ao **Dr. Pankaj S. Debadwar pela** sua ajuda constante. Gostaria de agradecer ao **Dr. Ranjeet Gandhi** pela sua mão amiga que esteve sempre presente quando precisei, e também à **Sra. Jyoti Bhokre** e ao Sr. **Satish Balkhande** pelo apoio e ajuda constantes.

Agradecimentos especiais aos meus pais, **Sr. Sanjay J. Sarode e Sra. Tanuja Sanjay Sarode**

Por serem os pilares do amor incondicional, do apoio, da orientação e do encorajamento.

E por último, mas não menos importante, gostaria de agradecer ao meu irmão

Er. Swapnil Sanjay Sarode e a Sra. Padmshree Swapnil Sarode pelo seu apoio e motivação constantes.

Dr. Neha Sanjay Sarode

ÍNDICE

INTRODUÇÃO

INTRODUÇÃO

Os brackets ortodônticos são uma parte importante dos aparelhos fixos que são temporariamente fixados aos dentes durante o tratamento ortodôntico. A origem dos brackets ortodônticos pode muito bem ser cunhada com a origem da ortodontia e o desejo humano de alinhar os dentes tortos. O primeiro registo escrito para corrigir dentes apinhados ou salientes foi encontrado há 3000 anos. Foram encontrados aparelhos ortodônticos para corrigir dentes mal alinhados em artefactos gregos, etruscos e egípcios [1]

O primeiro bracket foi introduzido pelo ângulo que é o sistema de bracket Edgewise, que tinha uma ranhura horizontal (0,022" x 0,028") em vez de uma ranhura vertical na qual o fio retangular era rodado 90°. Os braquetes Edgewise também estavam associados a algumas limitações, como a deformação dos ilhós de ouro macio na inserção de fio pesado, forças pesadas para mover o dente corporalmente, exigindo uma maior preparação de ancoragem e comprometendo a saúde dos tecidos circundantes, dobragem complexa do fio e consumo de tempo. A maioria dos braquetes atuais são modificações desse aparelho edgewise. Buonocore, em 1955, introduziu o condicionamento ácido, que abriu caminho para a fixação dos braquetes diretamente nos dentes.[2]

Ivan F. Lee, em 1959, introduziu brackets anteriores comercialmente viáveis com torque incorporado, enquanto Jarabak e James A. Fizzell demonstraram os primeiros brackets com torque e ponta incorporados numa reunião anual da AAO em 1960.

Lawrence F. Andrew defendeu seis chaves para uma oclusão normal e baseou o seu aparelho de arame reto[3] nestas chaves

1. Relações inter-árquicas

2. Angulação da coroa

3. Inclinação da coroa

4. Rotação

5. Contacto apertado

6. Curva de Spee.

Andrews 1972 foi pioneiro na medição dos valores de ponta e de torque para os brancos norte-americanos e chamou-lhes as prescrições de bracket.[4] Desenvolveu o fio reto patenteado e fabricou-o, com a intenção de produzir os melhores resultados estéticos[3]

Em 1972, Andrews mediu manualmente as angulações da ponta e do binário utilizando um transferidor.

Para o efeito, considera algumas terminologias como plano de Andrews significa plano médio transversal de cada coroa.

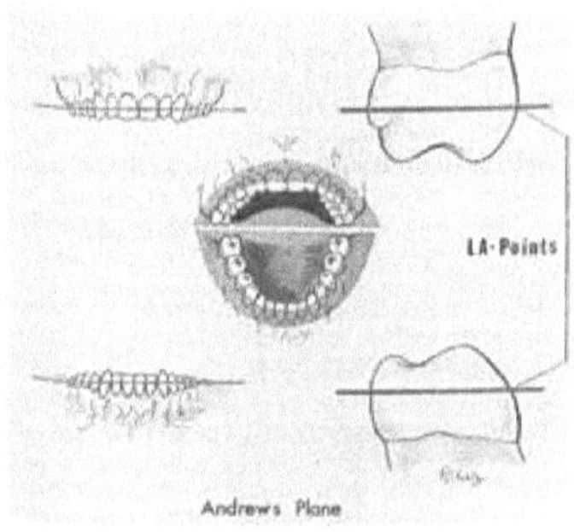

Fig. 1.1 O avião do Andrew

O eixo facial da coroa clínica (FACC) é a porção mais proeminente do lóbulo central na superfície facial de cada coroa

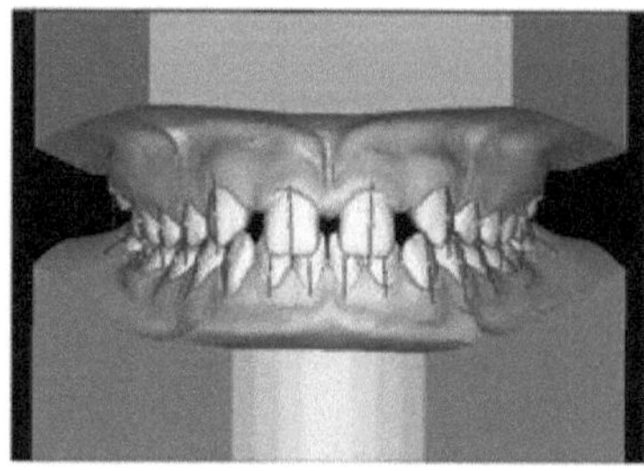

Fig. 1.2 Eixo facial da coroa clínica (FACC)

O ponto do eixo facial (FA) significa o ponto no eixo facial que separa a metade gengival da coroa clínica da metade oclusal.

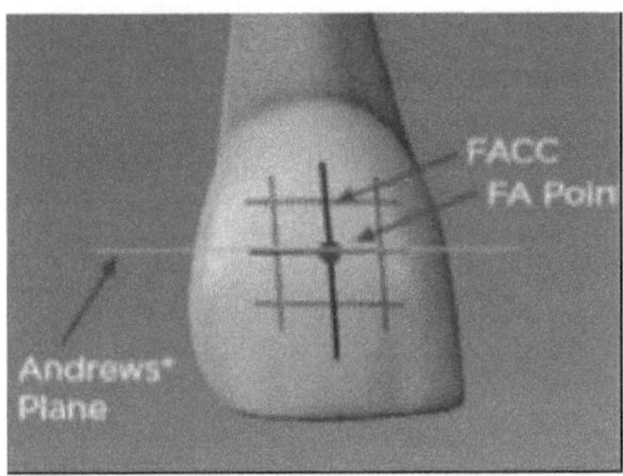

Fig. 1.3 Ponto do eixo facial (FA)

De acordo com Andrew, uma ponta é a angulação mesiodistal da coroa e o torque significa uma inclinação labiolingual ou bucolingual.

O grau da ponta de uma coroa é o ângulo entre o eixo longo da coroa (visto da superfície vestibular ou labial) e uma linha a 90 graus do plano oclusal.

É atribuída uma "leitura positiva" quando a porção gengival do eixo longo da coroa é distal à porção incisal.

É atribuída uma "leitura negativa" quando a porção gengival do eixo longo da coroa é mesial à porção incisal,[4]

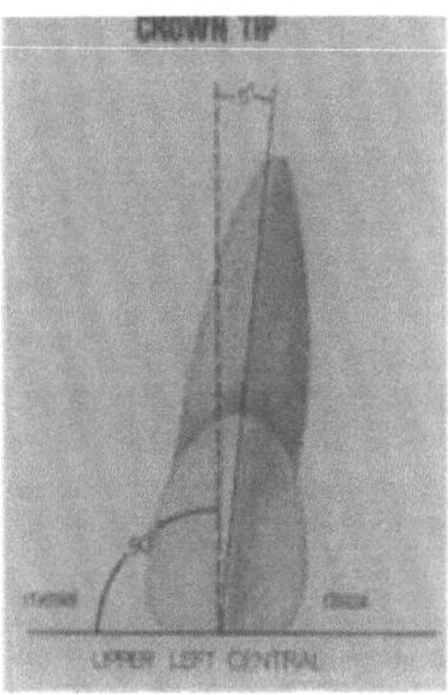

Fig. 1.4 angulação da coroa

A inclinação da coroa é expressa em graus positivos ou negativos, representando o ângulo formado por uma linha que está a 90 graus do plano oclusal e uma linha que é tangente ao local do bracket (que está no meio do longo eixo vestibular ou labial da coroa clínica, visto da mesial ou distal).

É dada uma leitura positiva se a porção gengival da linha tangente (ou da coroa) for lingual à porção incisal.

Uma leitura negativa é registada quando a porção gengival da linha tangente (ou da coroa) é labial à porção incisal.[4]

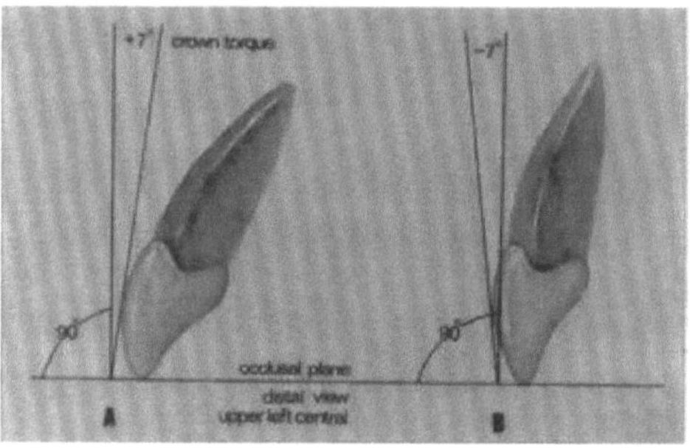

Fig. 1.4 Inclinação da coroa

- PONTA NORMAL E TORQUE NO ARCO MAXILAR[5] -

Tooth number	Angulation		Inclination		Prominence of crown relative to embrasure line	
	Study group	Andrews's group	Study group	Andrews's group	Study group	Andrews's group
1	*3.30 ± 2.63	3.59 ± 1.65	5.80 ± 3.44	6.11 ± 3.97	2.25 ± 0.62	2.01 ± 0.32
2	*4.27 ± 2.54	8.04 ± 2.80	4.44 ± 4.16	4.42 ± 4.38	2.09 ± 0.60	1.84 ± 0.30
3	*2.66 ± 4.60	8.40 ± 2.97	*−5.99 ± 5.82	−7.25 ± 4.21	2.92 ± 0.71	2.67 ± 0.39
4	2.60 ± 5.33	2.65 ± 1.69	−8.40 ± 5.24	−8.47 ± 4.13	3.11 ± 0.74	2.54 ± 0.35
5	*5.07 ± 4.30	2.82 ± 1.52	−9.88 ± 6.10	−8.78 ± 4.13	3.03 ± 0.83	2.48 ± 0.36
6	*4.53 ± 3.12	5.73 ± 1.90	−11.27 ± 7.17	−11.53 ± 3.91	3.33 ± 1.07	2.88 ± 0.40
7	*3.00 ± 4.68	0.39 ± 5.69	−9.95 ± 6.87	−8.01 ± 5.63	3.44 ± 1.03	3.00 ± 0.51

Tabela-1.1

- PONTA E TORQUE NORMAIS NO ARCO MANDIBULAR [5]

Tooth number	Angulation		Inclination		Prominence of crown relative to embrasure line	
	Study group	Andrews's group	Study group	Andrews's group	Study group	Andrews's group
1	−0.23 ± 1.91	0.53 ± 1.29	1.36 ± 3.78	−1.71 ± 5.69	1.88 ± 0.46	1.59 ± 0.27
2	−0.43 ± 2.20	0.38 ± 1.47	0.88 ± 3.54	−3.24 ± 5.37	1.78 ± 0.44	1.64 ± 0.30
3	−1.17 ± 4.04	2.48 ± 3.28	−8.20 ± 8.52	−12.73 ± 4.65	*2.41 ± 0.60	2.37 ± 0.40
4	−0.32 ± 4.04	1.28 ± 1.90	−14.60 ± 9.38	−18.95 ± 4.96	2.91 ± 0.60	2.72 ± 0.43
5	*1.54 ± 3.47	1.54 ± 1.35	−18.50 ± 13.10	−23.63 ± 5.58	2.93 ± 0.66	2.60 ± 0.34
6	*1.67 ± 3.47	2.03 ± 1.14	−27.47 ± 14.52	−30.67 ± 5.90	3.14 ± 0.84	3.02 ± 0.40
7	2.12 ± 4.51	2.94 ± 2.05	−33.63 ± 18.11	−36.03 ± 6.57	3.30 ± 0.86	2.79 ± 0.47

Quadro-1.2

- O valor normal das angulações e inclinações da coroa estabelecido para esta população de Davanagere [6]

	Tooth no.	Maxillary teeth	Mandibular teeth
Angulation	1	5 ± 0.5	1 ± 0.5
	2	7 ± 0.5	1 ± 0.3
	3	7 ± 0.6	3 ± 0.6
	4	1 ± 0.5	2 ± 0.5
	5	1 ± 0.5	2 ± 0.5
	6	5 .44 ± 0.5	2 ± 0.5
	7	5 ± 0.5	2 ± 0.5
Inclination	1	16.68 ± 0.6	−6.65 ± 0..6
	2	8.2 ± 0.73	−6.48 ± 0.5
	3	−7.62 ± 0.6	−6.79 ± 0.5
	4	−7.47 ± 0.5	−12.51 ± 0.6
	5	−7.22 ± 0.8	−16.77 ± 0.7
	6	−14.78 ± 0.7	−20.59 ± 0.5
	7	−14.67 ± 0.7	−10.5 ± 0.5

Quadro 1.3

Além disso, os investigadores descobriram que os suportes da Andrew não eram adequados para aplicações a nível mundial [7]

PERSPECTIVA HISTÓRICA

<u>PERSPECTIVA HISTÓRICA</u>

A história dos aparelhos ortodônticos remonta ao tempo dos antigos egípcios, que utilizavam bandas metálicas rudimentares e catgut, mas foi só no final do século XVIII que surgiram os primeiros aparelhos práticos.[8]

<u>DURANTE O SÉCULO XVIII</u>

O dentista francês Pierre Fauchard é reconhecido como o pai da medicina dentária moderna. Em 1728, publicou um livro que descrevia vários métodos para endireitar os dentes. Fauchard também utilizou um dispositivo conhecido como "blandeau" para alargar o palato superior.

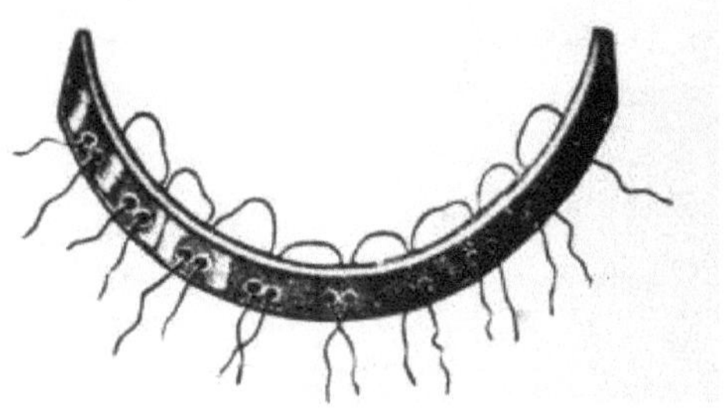

Fig. 2.1 Aparelho Blandeau

<u>DURANTE O SÉCULO XIX</u>

A ortodontia começou a tornar-se uma especialidade dentária autónoma no início do século XIX. Norman W. Kingsley publicou o primeiro artigo sobre a ortodontia moderna em 1858. Descreveu a sua placa como "saltar a mordida", que é a pioneira na terapia ortodôntica a utilizar o posicionamento da mandíbula para a frente.

J. N. Farrar foi o primeiro dentista a recomendar a utilização da força em intervalos de tempo para endireitar os dentes.[10]

Em 1881, a placa de Coffin foi introduzida por Coffin com a mola que ainda faz parte dos aparelhos actuais, mas que era então feita de corda de piano, aparelho amovível.

Durante o final do século XIX e início do século XX, a utilização de aparelhos fixos era limitada pelos materiais disponíveis, pelo que são utilizados aparelhos amovíveis para a movimentação dentária. A média dos aparelhos removíveis não é fixada aos dentes, mas pode ser removida pelo paciente.

Os aparelhos removíveis são capazes de efetuar os seguintes tipos de deslocação dentária

1. Movimentos de inclinação - uma vez que um aparelho removível aplica uma força de contacto num único ponto à coroa de um dente, este inclina-se em torno de um fulcro, que num dente com uma única raiz é aproximadamente 40% do comprimento da raiz a partir do ápice.

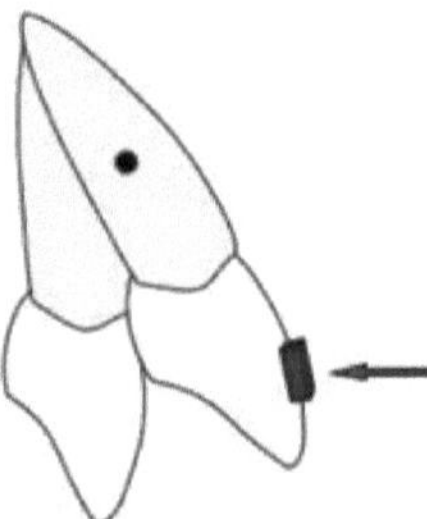

Fig. 2.2 Movimentos dentários do tipo basculante

2. Movimentação de blocos de dentes - uma vez que os aparelhos amovíveis estão ligados por uma placa de base, são mais eficientes na movimentação de blocos de dentes do que os aparelhos fixos.

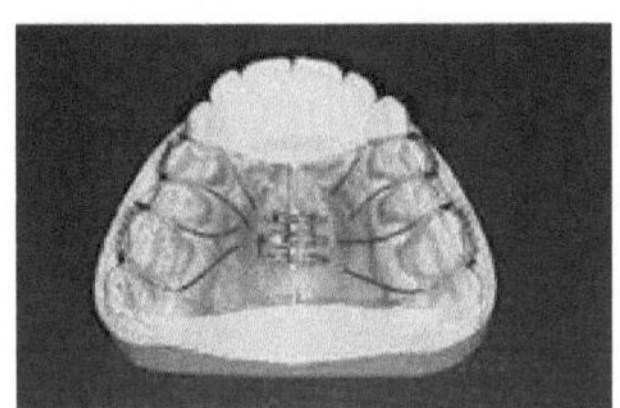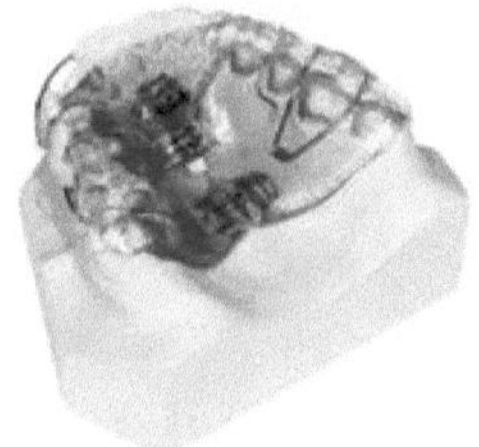

Fig. 2.3

3. Influenciar a erupção dos dentes opostos - isto pode ser conseguido através da utilização de:

    a. Um plano de mordida anterior plano, que liberta a oclusão dos incisivos inferiores permitindo a sua erupção. Isto é útil na redução da sobremordida.

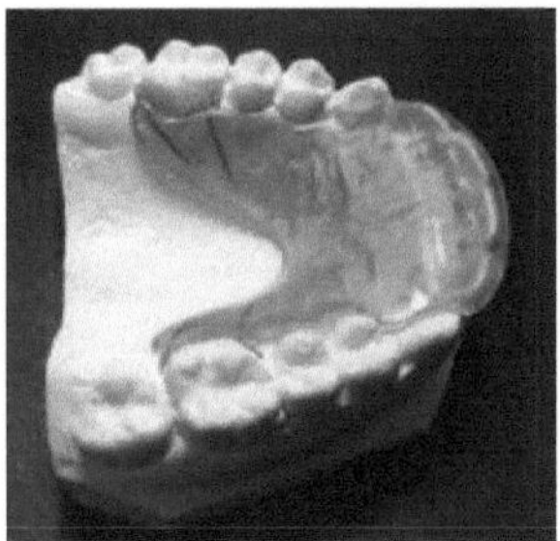

Fig. 2.4 Plano de mordida anterior

    b. O capeamento bucal, que liberta o contacto entre os dentes do segmento bucal. Isto também pode ser útil quando é necessária a intrusão dos segmentos vestibulares.

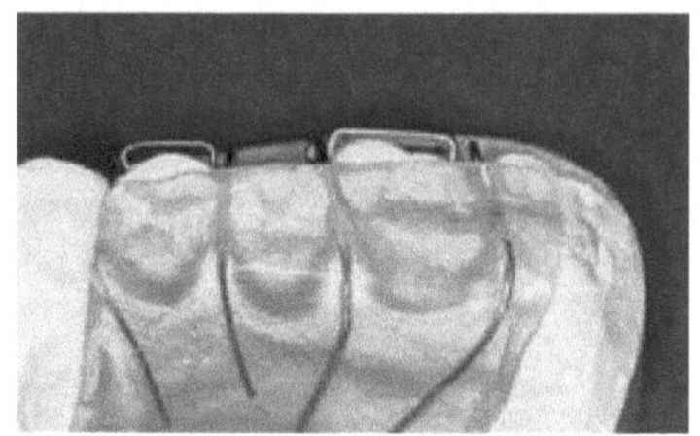

Fig. 2.5 Tampão bucal

Edward Angle desenvolveu os primeiros sistemas de classificação das más oclusões (dentes desalinhados) durante o início do século XX nos Estados Unidos, e ainda hoje é utilizado.

<u>Contribuição do ângulo na ortodontia</u>

1. Aparelho E-arch

   - O aparelho E-arch foi desenvolvido por Angle no início de 1900.
   - Também é conhecido como arco de Edward Angle. Foi o primeiro aparelho ortodôntico de Angle desenvolvido para tratar as más oclusões através do movimento de inclinação.

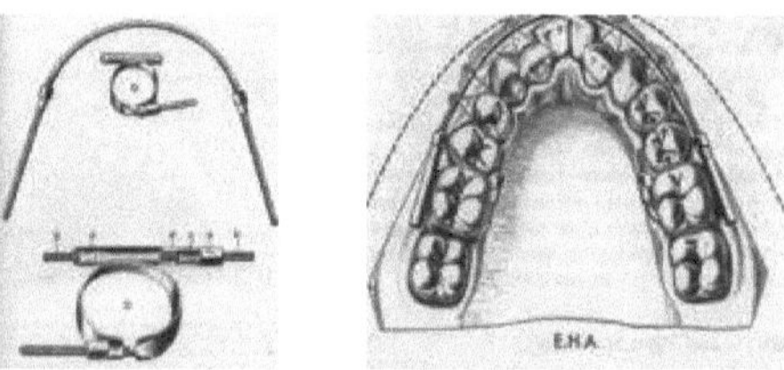

Fig. 2.6 Aparelho E-arch

2. Aparelho de pinos e tubos

   - O aparelho de pinos e tubos foi também desenvolvido por Edward H Angle.
   - Neste aparelho de pino e tubo, todos os dentes são ligados.
   - Tubos verticais foram soldados às bandas na superfície vestibular no centro da coroa para todos os dentes da arcada.

- Os fios da arcada foram fixados com pinos soldados que foram inseridos nos tubos verticais. Com este aparelho podem ocorrer movimentos dentários corporais.

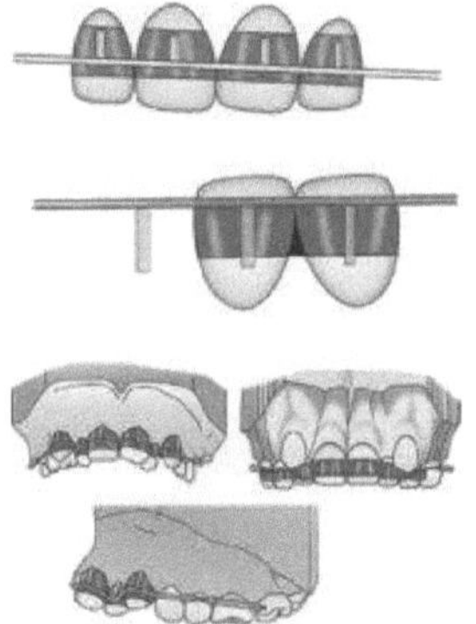

Fig. 2.7 Aparelho de pinos e tubos

3. Aparelho de arco de fita

- O aparelho de arco em fita também foi desenvolvido por Edward H. Angle e é uma modificação do aparelho de pino e tubo.
- Este aparelho foi introduzido em 1910.
- O arco de fita foi o primeiro aparelho a utilizar um verdadeiro bracket.
- O bracket tem uma ranhura vertical virada para oclusal. Os brackets foram fixados às bandas no centro da superfície vestibular dos dentes

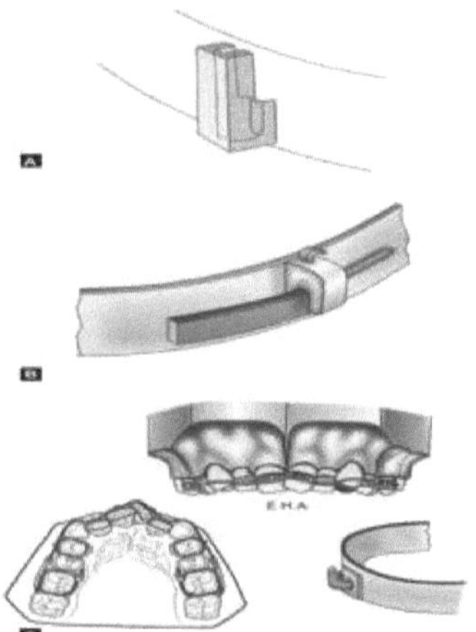

Fig. 2.8 Aparelho de arco de fita

APARELHO DE BORDO

- Para ultrapassar as deficiências encontradas com as suas técnicas anteriores, Angle desejava um bracket metálico que pudesse dar um melhor controlo sobre o movimento individual dos dentes.

- O braquete edgewise possui um slot retangular voltado para vestibular, ao invés de oclusal ou gengival, que recebe um fio retangular. Esta caraterística única do fio retangular numa ranhura retangular permite o controlo do movimento dentário nos três planos do espaço. Além disso, o bracket tem quatro asas, duas oclusais e duas gengivais, que aumentam a superfície do fio com a ranhura do bracket e, assim, permitem um controlo preciso do movimento dentário.

- O termo Edgewise refere-se ao método pelo qual o fio de arco retangular é inserido no suporte com ranhura horizontal.

- O aparelho edgewise foi desenvolvido e introduzido na ortodontia por Edward H Angle no ano de 1925.

- Exerce grandes forças e movimentos corporais dos dentes.

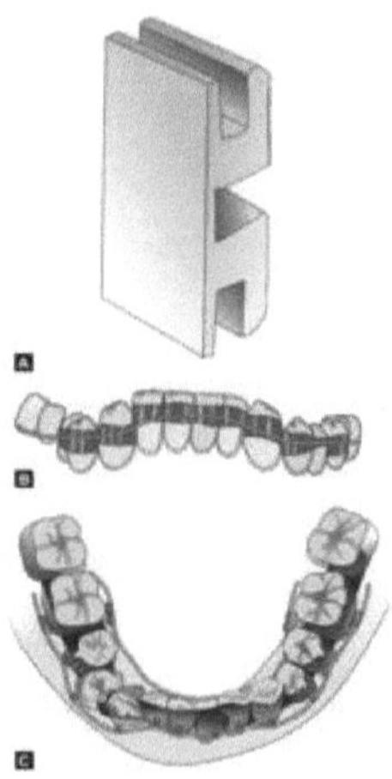

Figura 2.9

- Os suportes de borda são tipicamente descritos pela dimensão da ranhura vertical em 0,018 ou 0,022 polegadas. A profundidade da ranhura é normalmente de 0,028 polegadas.
- Pela interação do fio com a ranhura do bracket, o movimento do dente ocorrerá nos três planos espaciais.
- Em ortodontia, estes são descritos pelos tipos de curvatura que são necessários num fio para produzir cada tipo de movimento dentário:
    1. As dobras de primeira ordem são efectuadas no plano do fio para compensar as larguras dos dentes e a posição bucolingual (dentro/fora). O que proporciona o movimento de inclinação dos dentes

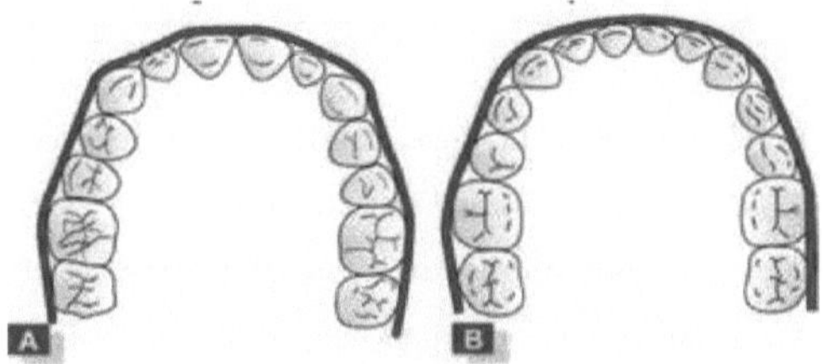

Fig. 2.10 Curvatura de primeira ordem

2. As dobras de segunda ordem são efectuadas num plano vertical para obter angulações mesiodistais correctas ou a inclinação do dente (ponta).

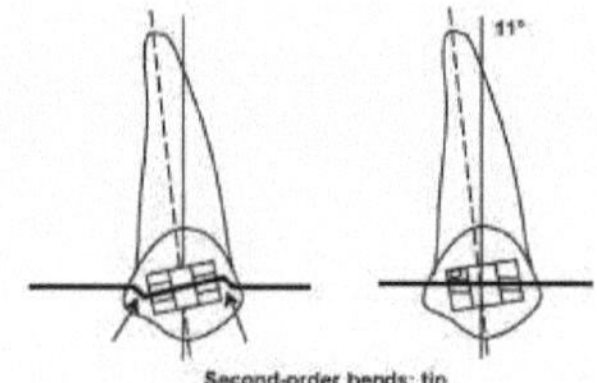

Fig 2.11 Curvatura de segunda ordem

3. As dobras de terceira ordem, são aplicáveis apenas com arcos rectangulares. São feitas através da torção do fio de modo a que o fio exerça uma força vestibular no ápice do dente quando inserido numa ranhura retangular (torque).

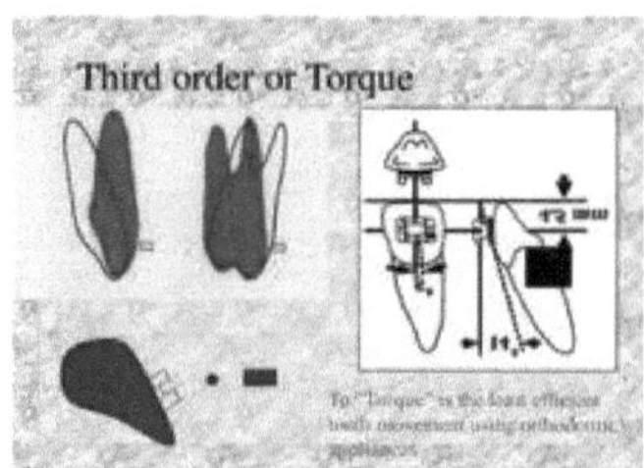

Fig. 2.12 Curvatura de terceira ordem

No aparelho original edgewise, estas dobras eram colocadas no fio durante o tratamento para que os dentes fossem movidos para as posições correctas.

<u>ELECTRODOMÉSTICOS BEGG'S</u>

- O Dr. PR Begg introduziu o aparelho Begg na profissão na década de 1950.
- Os estudos do Dr. Begg sobre a oclusão normal do homem fizeram-no perceber que os dentes migram continuamente mesial e verticalmente para compensar os atritos das suas superfícies proximais e ocluso-incisais. Com base nesta premissa, concebeu a técnica de força diferencial de fio leve.

- A técnica é concebida de forma a permitir que os dentes se desloquem para as suas posições anatomicamente correctas nos maxilares sob a influência de forças muito leves, como ocorreria naturalmente na presença de atrito.
- O Dr. Begg defendia a inclinação das coroas dos dentes em vez de movimentos corporais, que eram posteriormente verticalizados, as raízes paralelas e o reposicionamento conseguido.
- O Dr. Begg modificou os suportes do arco de fita e colocou-os "de cabeça para baixo", permitindo uma inclinação livre.

Faixas e acessórios [14]

As bandas são colocadas no terço médio da coroa gengivo-incisal, com os brackets centrados mesio-distalmente, exceto nos bicúspides e cúspides rodados, onde os brackets são deslocados para manter as sobrecorrecções.

- Tubos molares (.036" × ¼") com ganchos mesiais são colocados nos molares superiores ao mesmo nível que o resto das bandas, e o mais próximo possível da gengiva nos molares inferiores, para evitar que o paciente mastigue o arco e o distorça.
- A técnica do fio de luz de Begg divide-se em três fases de tratamento.

1. PRIMEIRA FASE DO TRATAMENTO

As seguintes correcções são realizadas simultaneamente durante a primeira fase do tratamento:

1. Correcções mesio-distais

2. correção das rotações dos dentes posteriores

3. abertura da mordida

4. alinhamento dos dentes anteriores ou fecho dos espaços anteriores

5. correcções buco-linguais

Correcções mesio-distais

Os dentes anteriores superiores são retraídos com elásticos de Classe II (2 oz. de pressão) ao mesmo tempo que a mordida é aberta. Os elásticos devem ser usados a tempo inteiro e o paciente é instruído a descontinuar os elásticos quando os incisivos superiores chegam ao limite com os incisivos inferiores. As mesmas instruções aplicam-se durante o resto do tratamento.

À medida que se adquire mais experiência com essa técnica, o operador deve ser capaz de detetar quaisquer interferências que possam impedir a livre inclinação dos dentes anteriores superiores e o livre deslizamento do arco nos segmentos posteriores; por exemplo: braquetes de cúspide mandibular podem interferir no movimento distal das cúspides maxilares. Essa situação deve ser corrigida assim que se apresentar para evitar perda de ancoragem ou desvio da linha média. O chanfro do braquete da cúspide mandibular deve resolver esse problema.

À medida que os incisivos superiores são retraídos para uma relação de borda a borda com os inferiores, os molares que estavam numa relação de Classe I no início do tratamento irão corrigir para uma Classe I sobrecarregada e depois para uma relação de Classe III. Os casos de Classe II são tratados da mesma forma que os de Classe I. Com o movimento mesial dos molares inferiores devido a algum gasto de ancoragem, a relação de Classe II converte-se numa Classe I no final da primeira fase do tratamento. Com o crescimento mandibular favorável, isso é aumentado.

Correção das rotações dos dentes posteriores

Os bicúspides que estão rodados mesio-bucalmente podem ser corrigidos por um fio elástico que vai desde o tubo molar até ao grampo em C.

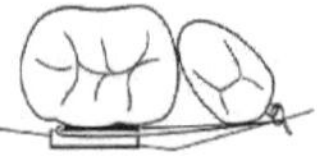

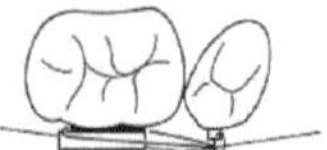

Fig. 2.13 (Acima) Rotação bicúspide corrigida com ligadura de fio elástico na vestibular e toe-in de compensação. Notar o desvio do braquete. (Em baixo) Ligadura de aço para manter a sobrecorrecção.

Os pré-molares que estão rodados mesio-lingualmente podem ser corrigidos com um fio elástico que vai do botão do pré-molar até ao botão mesial do molar. Esta abordagem à correção de bicúspides rodados é uma garantia de que não se desenvolverá qualquer espaçamento entre o molar e o bicúspide à medida que a rotação é corrigida. Esta ação requer a incorporação de toe-in ou toe-out ao nível da curva de ancoragem do arco para prevenir a rotação dos molares de ancoragem.

O bicúspide é sobrecorrigido e o fio elástico é substituído por uma ligadura de aço até ao encaixe posterior na terceira fase. Um molar rodado mesio-lingualmente pode ser corrigido com uma ligadura de aço presa ao aspeto distal do arco através dos tubos vestibulares e amarrada no arco mesialmente. A incorporação de uma ligadura no arco irá compensar a força necessária para rodar o dente. Se um molar for rodado no sentido oposto, aplica-se o mesmo procedimento, tal como descrito acima, mas em sentido inverso.

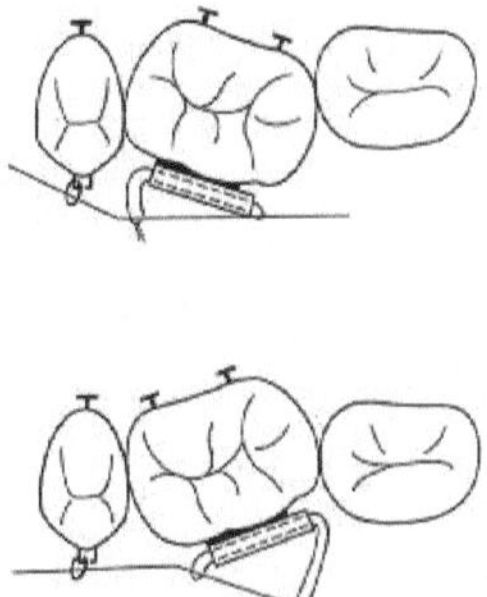

Fig. 2.14 *Rotação dos molares corrigida com ligaduras de aço e dobras para dentro ou para fora dos dedos para compensar*

Abertura **da mordida**

A mordida deve ser aberta para uma relação de borda a borda no final do primeiro estágio. Isto é conseguido com dobras de ancoragem incorporadas nos arcos em frente aos tubos vestibulares dos molares. A amplitude da curva de ancoragem deve ser suficiente para deflectir a porção anterior do arco para a prega muco-bucal quando o arco é encaixado nos tubos vestibulares.

A força ligeira fornecida pelo fio resiliente de .016" nos dentes anteriores é a força ideal necessária para deprimir os anterios superiores e inferiores sem inclinação distal dos molares de ancoragem.

As dobras de ancoragem tendem a comprimir os molares lingualmente, especialmente os molares mandibulares. O componente vertical das forças dos elásticos de Classe II aplicados nos molares inferiores de ancoragem contribuem para causar esse fenómeno. O problema é resolvido expandindo o arco bilateralmente aproximadamente ½" na parte inferior e ¼" na parte superior.

Após a expansão ter sido incorporada no arco, a sua forma deve ser verificada em relação ao modelo. Simulando o encaixe do arco nos tubos vestibulares. O arco deve então apresentar as seguintes características: (a) nenhuma contração ou expansão deve estar presente na área da cúspide porque as cúspides devem ser mantidas na calha esponjosa durante o seu movimento distal e (b) o arco deve estar em linha reta ao nível da curva de ancoragem quando visto de uma vista oclusal ou o arco irá rolar no tubo vestibular e produzir um efeito rotacional no molar. Em geral, é necessário incorporar um pouco de "toe-out" no arco.

Nos casos de mordida aberta, são utilizadas dobras de ancoragem para impedir que os molares se movam mesialmente e o paciente é instruído a usar elásticos para cima e para baixo das cúspides maxilares às cúspides mandibulares para fechar a mordida.

Alinhamento de dentes apinhados ou fecho de espaços **anteriores**

O alinhamento dos dentes anteriores é efectuado com anéis verticais incorporados no fio.

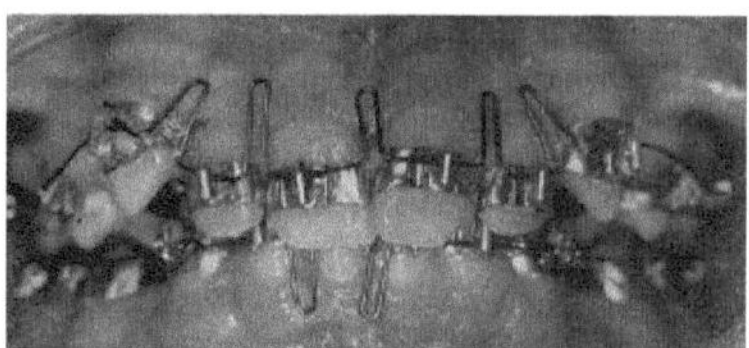

Fig. 2.15 *As anilhas verticais só são utilizadas quando necessário para acelerar o encaixe dos brackets e o alinhamento dos dentes*

As alças aumentam a extensão do fio entre os dentes e produzem uma pressão mais suave para movê-los. O arco com alças é construído com um gancho de cúspide redondo apoiado no aspeto mesial do braquete de cúspide em cada lado. As alças são então activadas para produzir sobrecorrecção de rotações, movimento labio-lingual ou mesio-distal.

Se possível, os braquetes de todos os dentes anteriores devem ser encaixados no arco com alça. Assim que os arcos com alças tiverem alinhado os dentes, eles são descartados e substituídos por arcos lisos com curvas tipo baioneta para manter as sobre-correções produzidas pelas alças. Em casos de apinhamento ligeiro, pode ser usada uma arcada reta inicial sem desconforto para o paciente. As dobras de baioneta são então incorporadas na segunda consulta para realizar as sobre-correcções. Naturalmente, nos casos em que os dentes anteriores são rectos, é utilizado um arco simples e não são necessárias dobras de baioneta.

 Cúspides giradas não devem ser corrigidas com alças porque a presença de uma alça distal a uma cúspide quebraria a continuidade do arco no segmento posterior e a estabilidade do arco seria afetada. As rotações das cúspides podem ser facilmente corrigidas com um fio elástico que vai do botão lingual da cúspide até o arco mesial ou distal à cúspide, dependendo da rotação.

Uma combinação de lug de assentamento e gancho soldado no aspeto lingual da banda cúspide impedirá que o fio se mova incisalmente e neutralizará o efeito rotacional do fio.

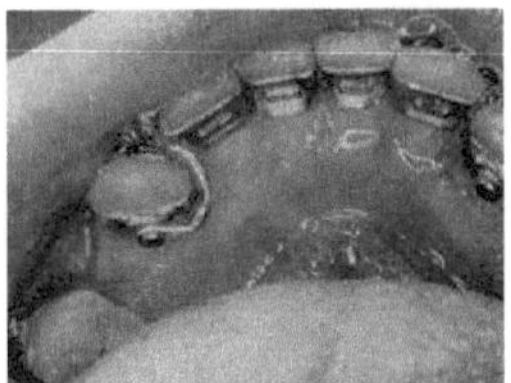

Fig 2.16 *Ligadura de fio elástico mantida gengivalmente com gancho.*

A cúspide não é engatada, mas levemente amarrada ao arco com uma ligadura de aço. Assim que a cúspide é girada, o fio é encaixado no braquete. Muitas cúspides são rotacionadas disto-lingualmente e o encaixe forçado do seu braquete no arco pode resultar em uma contração do arco no segmento posterior que pode comprimir os molares de ancoragem lingualmente.

Os espaços entre os dentes anteriores são fechados com um elástico leve de 3/8" que vai do pino de um canino ao pino do canino do lado oposto. O elástico é atado de modo a evitar a irritação dos tecidos entre os dentes.

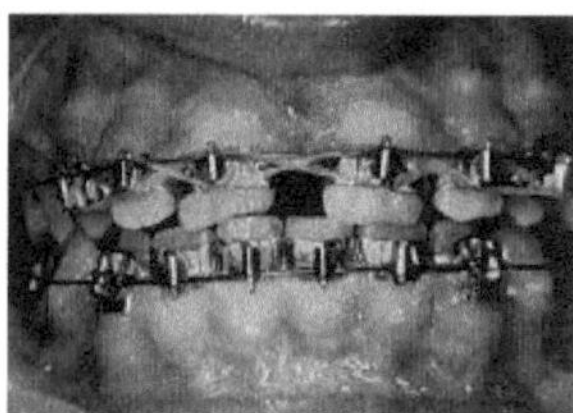

Fig. 2.17 *Fecho do espaço anterior com elástico atado*

Deve-se deixar espaço suficiente entre os braquetes e ganchos das cúspides para permitir o deslizamento mesial dos seis anteriors na arcada. O arco deve ser dobrado gengivalmente distal aos tubos vestibulares para evitar que o arco se mova lateralmente.

Correcções **buco-linguais**

Uma mordida cruzada posterior de todo o segmento posterior não pode ser corrigida apenas contraindo uma arcada e expandindo a arcada oposta do mesmo lado. A força fornecida pelo fio .016" é muito suave para realizar esse tipo de movimento. Elásticos cruzados (3/16 de peso) são necessários. Estes são enganchados no botão lingual de um molar para o tubo vestibular do molar oposto. Uma vez completada a correção, uma certa quantidade de contração numa arcada e expansão na arcada oposta tem de ser mantida durante o resto do tratamento.

As mordidas cruzadas dos segundos molares podem ser corrigidas estendendo o fio para além do tubo vestibular do primeiro molar e incorporando pressão nessa extensão. Um fio .014" enganchado nos botões linguais do primeiro molar e ativado antes da banda ser cimentada, vai tratar dos segundos molares mandibulares que estão a erupcionar lingualmente para o primeiro molar.

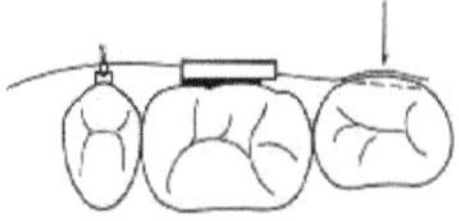

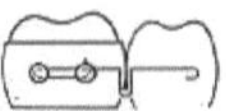

Fig 2.18 *(Acima) Extensão do fio para mover o segundo molar lingualmente. (Abaixo) Fio .014" para corrigir mordida cruzada no segundo molar a partir da lingual*

Os bicúspides que estão bloqueados lingualmente podem ser movidos bucalmente para se alinharem com os molares através da utilização de um fio elástico que vai desde o bracket do bicúspide até ao fio.

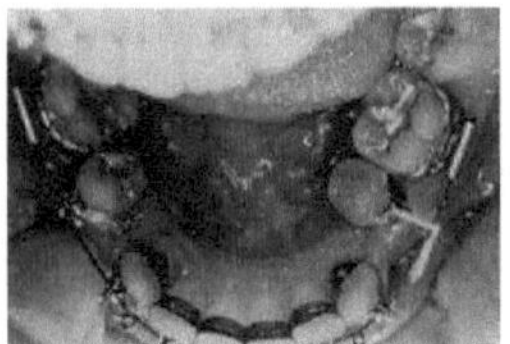

Fig. 2.19 *Ligadura de fio elástico para corrigir o segundo bicúspide bloqueado lingualmente*

 A força necessária para mover um bicúspide para vestibular deve ser compensada pela expansão do arco mais nesse lado para evitar a compressão do molar.

No final da primeira fase, os incisivos superiores devem estar numa relação de borda a borda com os incisivos inferiores, a mordida deve ser aberta, os molares devem estar numa relação de Classe I sobrecarregada, o apinhamento ou o espaçamento dos anteriores deve ser eliminado e as discrepâncias buco-linguais e todas as rotações devem ter sido corrigidas.

SEGUNDA FASE DO TRATAMENTO

Na segunda fase do tratamento, os espaços de extração residuais são fechados
com elásticos horizontais. Os elásticos de Classe II são mantidos para manter os
incisivos superiores em contacto com os incisivos inferiores. O operador tem
agora a opção de fechar os espaços retraindo os incisivos superiores e inferiores
ou movendo os segmentos posteriores mesialmente para perder a ancoragem. A
decisão dependerá dos requisitos de torção previstos na terceira fase, da
diferença de base apical e dos requisitos de perfil do paciente, ou seja

2. Os casos que apresentem grandes diferenças na base apical no início
    do tratamento necessitarão de um torque radicular lingual dos
    incisivos superiores na terceira fase, para reduzir o ângulo SNA e
    terminar com uma angulação aceitável dos incisivos superiores. Como
    o procedimento de torção consumirá alguma ancoragem, os incisivos
    superiores e inferiores devem ser inclinados lingualmente usando
    elásticos horizontais (cerca de 1½ OZ. de pressão). O paciente e os
    pais devem ser informados da inclinação temporária dos dentes
    anteriores que ocorrerá nesta fase.

3. Se o perfil do paciente era bom no início do tratamento (com uma
    pequena diferença ANB), os espaços devem ser fechados movendo os
    segmentos posteriores mesialmente para evitar o achatamento do
    perfil do paciente. Elásticos mais fortes, de acordo com o princípio
    das forças diferenciais, manterão os incisivos no lugar e favorecerão o
    movimento mesial dos dentes posteriores. A conversão do braquete de
    contato de um ponto das cúspides em um braquete de contato de dois
    pontos pelo uso de uma mola de verticalização passiva ajudará ainda
    mais a manter os dentes anteriores estacionários enquanto os
    segmentos posteriores são trazidos para frente. Este é um exemplo da
    versatilidade desta técnica.

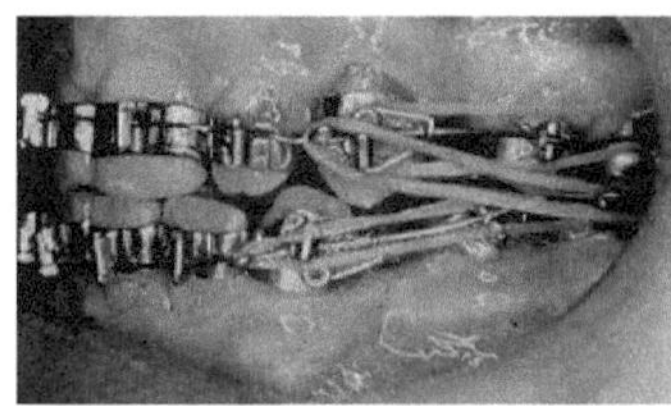

Fig. 2.20 *Molas de verticalização passiva na cúspide e elásticos horizontais fortes para perder a ancoragem. Início da fase II*

A forma da arcada é basicamente a mesma que a Fase 1 com a diferença que as dobras para dentro devem ser incorporadas ao nível da dobra de ancoragem para compensar a força adicional aplicada na vestibular dos molares com elásticos horizontais. As dobras de ancoragem são mantidas.

No final da segunda fase, a mordida permaneceu aberta, os incisivos estão lado a lado, todos os espaços estão fechados, os bicúspides podem estar inclinados mesialmente se a ancoragem foi perdida propositadamente ou as cúspides podem estar inclinadas severamente se a ancoragem foi mantida.

TERCEIRA FASE DO TRATAMENTO

Na terceira fase, os nossos objectivos são paralelizar as raízes dos bicúspides, cúspides e incisivos com molas de arranque radicular e torcer os incisivos superiores até uma angulação aceitável (cerca de 102° em relação ao plano SN). O torque da raiz labial também pode ser necessário em certos dentes. As discrepâncias da linha média corrigem-se automaticamente na terceira fase, se não houver discrepância de tamanho dos dentes. Como na Fase 1, todas as operações acima mencionadas são efectuadas simultaneamente.

Modificações da forma do arco principal

- Os arcos rectos originais com curvas em baioneta foram mantidos.

- As dobras das âncoras são eliminadas, exceto as de 5° ou 10° que são mantidas na parte inferior e, em vez disso, os arcos são dobrados gengivalmente atrás das cúspides para manter a mordida aberta.

- Os offsets são incorporados no fio entre os tubos molares e os brackets bicúspides para o encaixe passivo do bracket bicúspide no fio.

- Se for utilizado um arco de torção na parte superior, então a arcada principal é em forma de pera para evitar que os segmentos posteriores se expandam para vestibular.

- As extremidades dos arcos devem ser dobradas gengivalmente para distal dos tubos vestibulares para evitar o desenvolvimento de espaçamentos, especialmente entre as cúspides e os incisivos laterais.

<u>Auxiliares utilizados no sistema de Begg para o movimento de inclinação e torção</u>

1. MOLAS ROTATIVAS -
   - As molas rotativas, tal como o nome sugere, proporcionam um meio simples e eficaz de desratizar os dentes sem a remoção do arco.
   - Estas molas são utilizadas nas ranhuras verticais da consola Begg.
   - Dependendo da sua conceção, podem mover-se tanto no sentido dos ponteiros do relógio como no sentido contrário

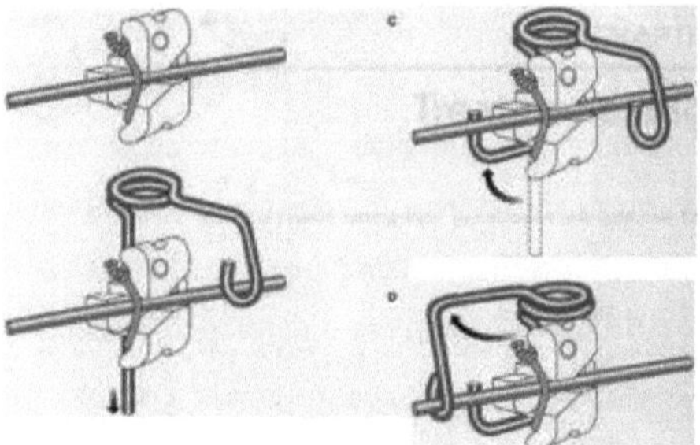

Fig. 2.21

28

2. MOLAS DE ELEVAÇÃO -

As molas de endireitamento são geralmente feitas de fio australiano de 0,012"
ou 0,014". Deslocam a raiz do dente na direção mesial ou distal.

3. TORÇÃO DE MOLAS

- As molas de aperto são normalmente feitas de fio australiano de
  0,012" ou 0,014".
- São capazes de mover as raízes dos dentes na direção labial ou lingual
  palatina.
- A força é gerada quando a mola é deformada e engatada ao longo do
  fio.
- A força é transmitida à coroa do dente pelas esporas, que entram em
  contacto com os dentes.
- O número de espiras pode ser alterado consoante o número de dentes
  a apertar.

❖ QUATRO DENTES DE TORÇÃO AUXILIARES
- Utilizado para torcer as raízes anteriores superiores palatinas
- Dobrar com fio de 0,014 ou 0,016

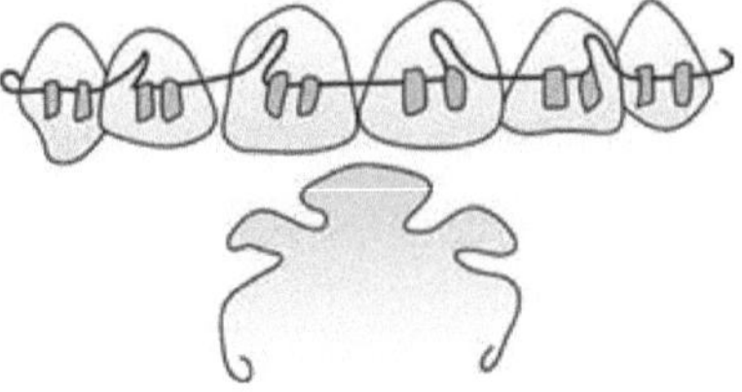

Fig. 2.22

❖ Dois auxiliares de torção de dentes retos
- Utilizado quando os incisivos laterais não necessitam de torque
  radicular palatino

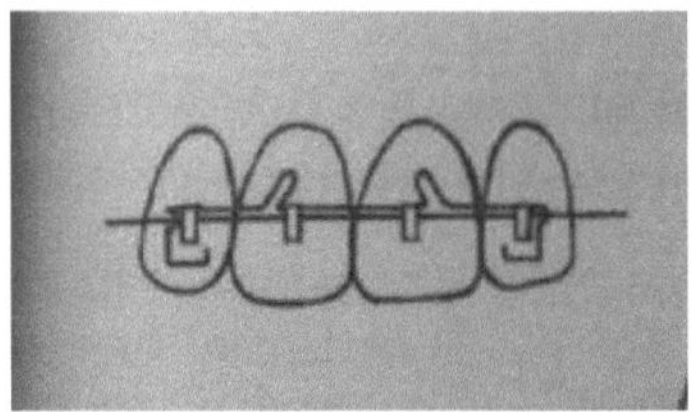

Fig. 2.23

❖ AUXILIAR DE BINÁRIO RECÍPROCO-

- Os incisivos laterais superiores foram bloqueados palatalmente antes do tratamento.

- Os seus ápices radiculares devem ser torcidos

- labialmente para reduzir a tendência para

- as coroas para recaírem lingualmente.

❖ AUXILIAR DE BINÁRIO UM A UM
- Indicado quando dois dentes adjacentes necessitam de torque radicular em direcções opostas.

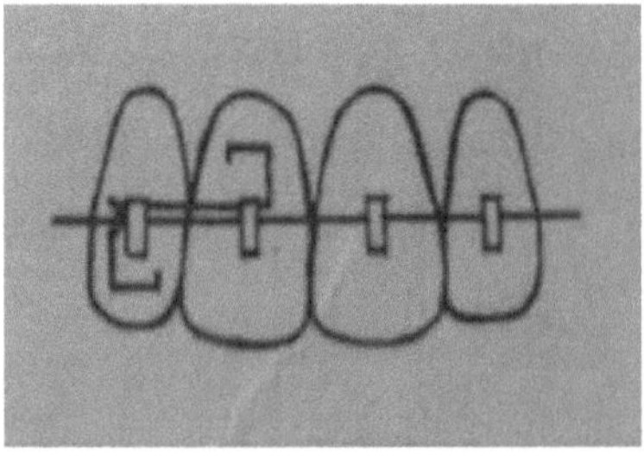

Fig. 2.24

❖ AUXILIAR DE BINÁRIO INVERTIDO
- Indicado se os dentes anteriores inferiores estiverem a ficar demasiado inclinados
- Utilizado para o torque da raiz labial

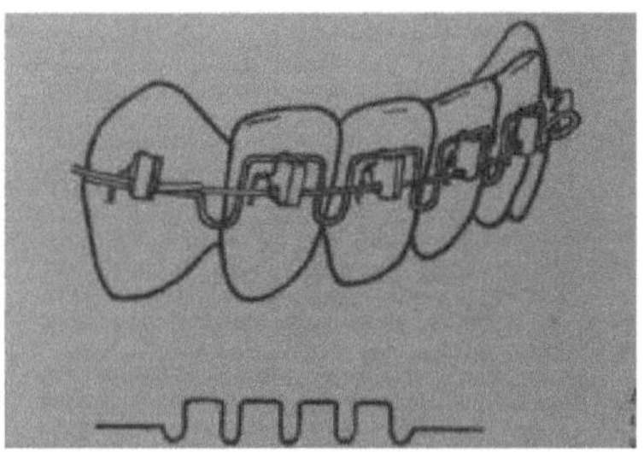

Fig. 2.25

SISTEMA DE SUPORTE DE EXTREMIDADE

- O bracket Tip Edge foi inventado pelo Dr. Peter Kesling para introduzir o movimento diferencial do dente num sistema de bracket baseado em arestas.[15,17]

- Como o seu nome sugere, o Tip-Edge combina um grau inicial de inclinação do dente, que facilita muito o movimento do dente, antes do acabamento de precisão "edgewise".

- O Tip Edge é a inovação mais significativa na ortodontia fixa desde o braquete edgewise original.[18,19]

- Ultrapassa as limitações dos brackets convencionais, tais como forças pesadas que requerem uma resistência máxima de ancoragem e o controlo do torque de terceira ordem é primitivo, provocando inevitavelmente um torque recíproco indesejado no dente adjacente. Finalmente, a prescrição de torque escrita em cada braquete pode não ser alcançada na prática clínica.

- As melhores invenções são freqüentemente as mais simples. O protótipo dos braquetes Tip-Edge foi derivado de um único braquete de fio reto de 0,022 polegadas, simplesmente cortando dois cantos opostos do slot do fio, permitindo assim o movimento diferencial do dente. [20]

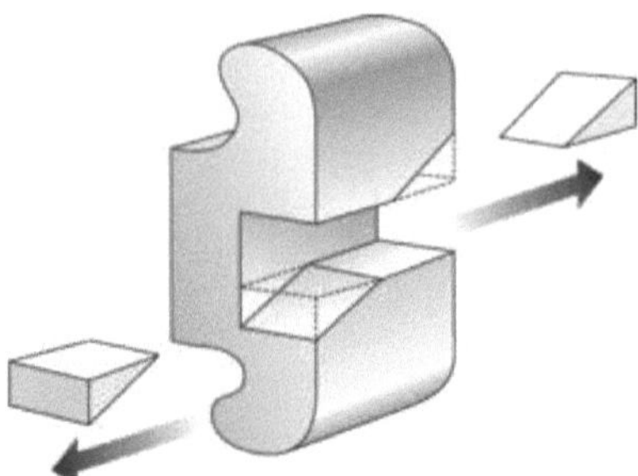

Fig 2.26 *Biselamento ou chanfradura dos cantos diagonalmente opostos de uma ranhura de arame de arco de aresta convencional para criar o suporte básico Tip-edge.*

- O bracket Tip-Edge contém muitas características já familiares ao operador de edgewise ou straight-wire, incluindo asas de ligação convencionais, que aceitam ligaduras elastoméricas standard. Da mesma forma, a identificação do braquete é feita por pequenos marcadores circulares nas asas de ligação disto-gengivais dos braquetes anteriores maxilares, e marcas triangulares colocadas de forma semelhante para os anteriores mandibulares.

- Uma caraterística curiosa do desenho do braquete, que é exclusiva da aresta de ponta, é que o slot do fio aumenta sua dimensão vertical à medida que o dente inclina. A inclinação da coroa do dente, durante a translação inicial, altera a inclinação axial entre o braquete e o arco, aumentando progressivamente o espaço vertical disponível para o arco de 0,022 para um máximo de 0,028 polegadas.

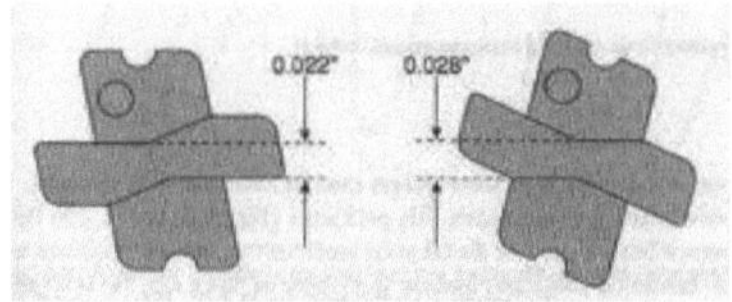

Fig. 2.27

- A prescrição de acabamento pré-ajustada contida no sistema de braquetes Rx-1 é idêntica, em princípio, aos actuais sistemas de fio reto, com uma ponta na face e um binário na base. Os valores são específicos do Tip-Edge, mas, ao lado de várias prescrições de uso corrente atualmente, são os que mais se aproximam da especificação de Roth.

ESPECIFICAÇÃO DA PONTA

EM MAXILLARY

Número do dente	Ponta máxima da coroa durante a tradução	Ponta final da coroa	Binário final de raiz
1	20° distal	5°	12°
2	20° distal	9°	8°
3	20° distal	11°	-4°
4	20° distal ou mesial	0°	-7°
5	20° distal ou mesial	0°	-7°

EM MANDIBLE

Número do dente	Ponta máxima da coroa durante a tradução	Ponta final da coroa	Binário final de raiz
1	20° distal	2°	-1°
2	20° distal	2°	-1°
3	20° distal	5°	-11°
4	20° distal ou mesial	0°	-20°
5	20° distal ou mesial	0°	-20°

<u>Auxiliares utilizados no sistema de suporte de extremidade-[20]</u>

O Tip-edge pode ser utilizado com uma série de auxiliares diferentes. Muitos deles são derivados de Begg e concebidos para ortodontistas não familiarizados com fio retangular. O arsenal de auxiliares do ortodontista fica assim reduzido a três: 1) Enrolador lateral 2) Pino de alimentação 3) Mola rotativa.

1) O lado - Bobinador
- Gera movimento radicular mesio-distal e, quando utilizado em conjunto com arcos rectangulares, produz também correção de torque.
- É fabricado com fio de aço inoxidável de alta resistência de 0,014 polegadas.
- As bobinas do Side-Winder são concêntricas com o ponto de rotação de segunda ordem do braquete, sua ação é mecanicamente mais eficiente, e seu gancho não se desloca mais visivelmente ao longo do fio à medida que o dente se eleva. É também mais estético e mais fácil de manter limpo para o paciente, embora inevitavelmente aumente o perfil labial do braquete.
- Os Side-Winders existem nos formatos horário e anti-horário, um sendo a imagem espelhada do outro. A seleção da mola correcta para cada dente é uma questão simples, de acordo com a direção da correção de segunda ordem necessária, como se pode ver no Power Pin a partir da vestibular

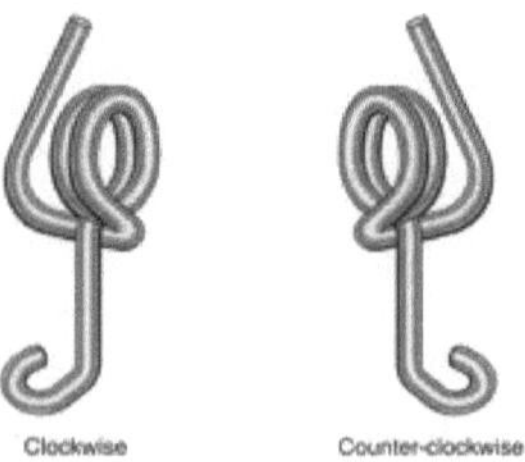

Fig 2.28 *Enrolador lateral*

2) Pino de alimentação -

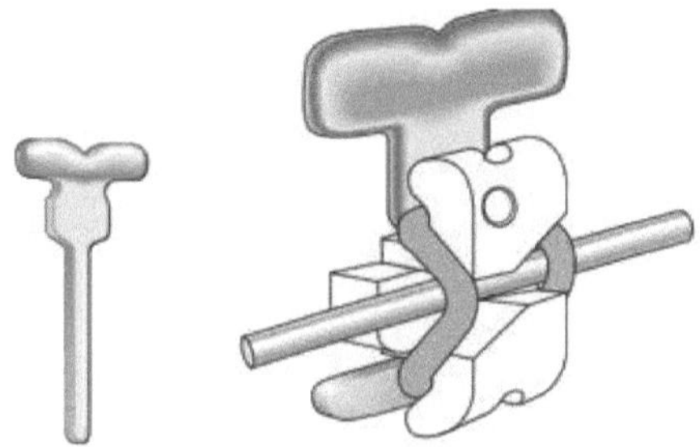

Fig 2.29 *Pino de alimentação*

- Trata-se de um gancho de tração que pode ser colocado na ranhura vertical
- Feito de aço inoxidável macio, é normalmente inserido a partir da gengiva e é retido na ranhura dobrando a cauda oclusal a 90 graus
- Na vista lateral, pode ver-se que a cabeça do Power Pin está inclinada em relação ao eixo
- Por conseguinte, o pino deve ser inserido com a cabeça inclinada para longe do dente ou da margem gengival, e não na sua direção. Uma vez colocado, o Power Pin pode ser deixado no local durante o tempo que for necessário; não interfere com o controlo da arcada.
- Os Power Pins são mais frequentemente utilizados como ganchos para colocar elásticos nas visitas de tratamento final
- Ocasionalmente útil quando um único dente necessita de retração, uma vez que reduz o risco de rotação

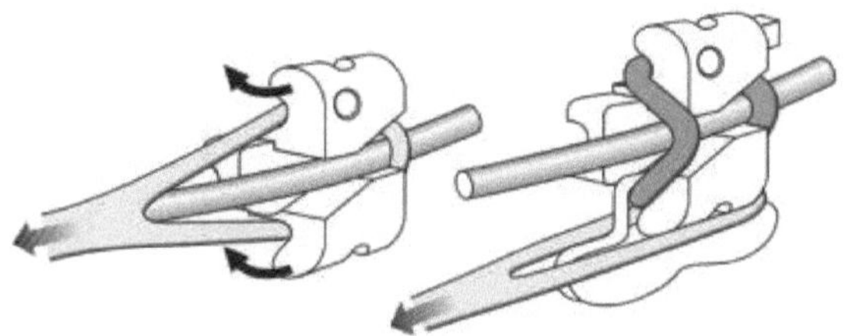

Fig. 2.30

3) Mola rotativa -

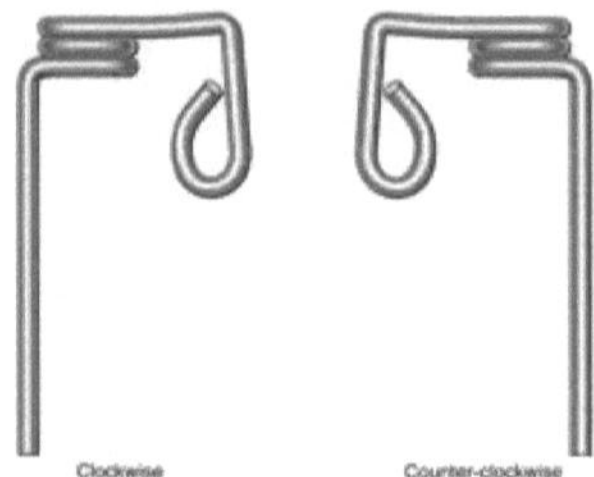

Fig. 2.31

- Necessário para a correção das rotações iniciais.
- A mola rotativa está disponível nas versões para a direita e para a esquerda.
- Fabricado em aço inoxidável de alta resistência de 0,014 polegadas.
- Para evitar interferências oclusais, as molas rotativas devem ser sempre inseridas gengivalmente, passando pela ranhura vertical.

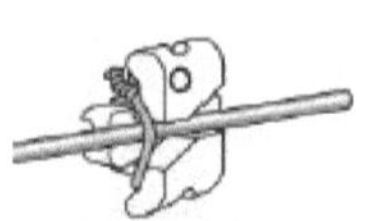

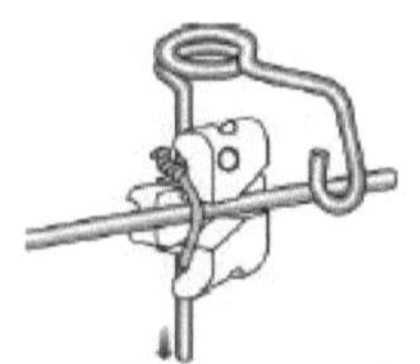

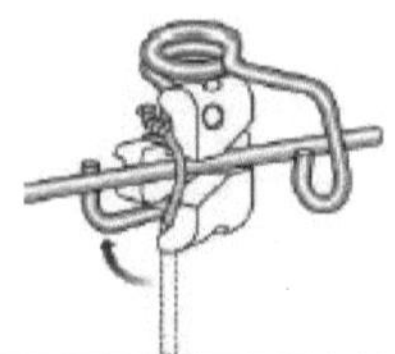

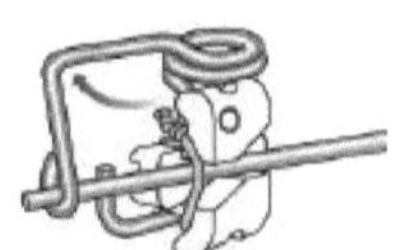

A FILOSOFIA TWEED-MERRIFIELD

O aparelho Tweed-Merrifield edgewise é o descendente direto do aparelho inventado em 1928 por Edward H. Angle, mas é utilizado com uma filosofia de tratamento diferente.

AS CONTRIBUIÇÕES DE TWEED:

- Enfatizou quatro objectivos do tratamento ortodôntico.
    1. o melhor equilíbrio e harmonia das linhas do rosto
    2. Estabilidade das próteses após o tratamento
    3. Tecidos bucais saudáveis
    4. Um mecanismo de mastigação eficaz
- Conceito de verticalização dos dentes sobre o osso basal.[21]
- É aceitável a extração de dentes.[22]
- Melhoria da aplicação clínica da cefalometria.
- Triângulo facial de diagnóstico.[23]
- O sistema Anchorage é uma etapa importante do tratamento.[24]

- Extração em série

Angle deu à ortodontia o braquete edgewise, mas Tweed deu à especialidade o aparelho. Tweed foi considerado o principal ortodontista Edgewise da sua época. O mundo da ortodontia viajou para Tucson, Arizona, para fazer o curso de Tweed e aprender seu método de tratamento com o aparelho edgewise, e assim nasceu a filosofia Tweed.

LEVERN MERRIFIELD

Merrifield frequentou o curso de Tweed em 1953 e tornou-se membro da equipa de Tweed em 1955. Ele se tornou o diretor do curso na época da morte de Tweed, em 1970. Merrifield dedicou os 45 anos restantes de sua vida ao estudo do diagnóstico ortodôntico e ao uso do aparelho edgewise. As contribuições de Merrifield foram divulgadas e popularizadas. Entre elas estão as seguintes:

Conceitos de diagnóstico

1. O conceito fundamental de dimensões da dentição.[25]

2. Dimensões da face inferior.[26]

3. Análise do espaço total.[27]

4. Directrizes para as decisões de gestão de espaço para alcançar o seguinte: a. Facilitar a correção ortodôntica máxima da má oclusão. b. Definir áreas de desarmonia esquelética, facial e dentária.[28]

Conceitos de tratamento -

1. Controlo da força direcional durante o tratamento.[28]
2. Movimentação dentária sequencial
3. Preparação sequencial da ancoragem mandibular.[29]
4. A organização do tratamento em quatro etapas ordenadas que têm objectivos específicos

DIMENSÕES DA DENTIÇÃO-

Premissa 1: Existe um limite anterior.

Premissa 2: Existe um limite posterior.[25]

Premissa 3: Existe um limite lateral.

Premissa 4: Existe um limite vertical.

<u>TWEED-MERRIFIELD EDGEWISE APARELHO -</u>

A. <u>Suportes e tubos</u>-

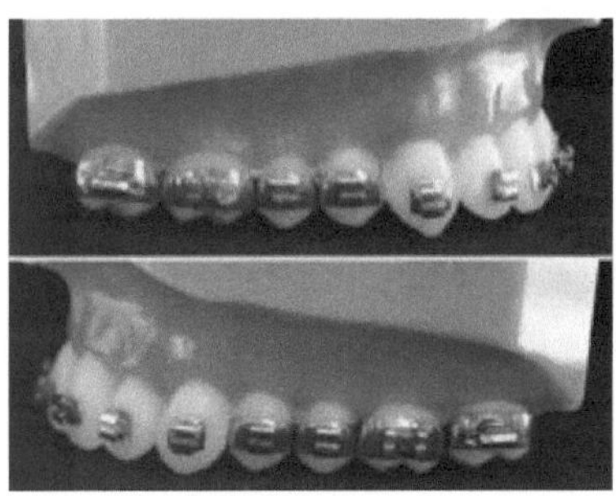

Figura 3.1

O aparelho neutro de 0,022 ranhuras é composto por -

- bandas posteriores e almofadas de malha anteriores com braquetes simples, de largura dupla 0,022 nos seis dentes anteriores.
- brackets inter-médios de largura única em bandas de pré-molares
- fissuras gémeas nas bandas do primeiro molar
- tubos pesados de 0,022 com ganchos mesiais nas bandas dos segundos molares

B. <u>Arcos</u> -

O objetivo é melhorar o movimento e o controlo dos dentes com o fio de arcada de bordo adequado no momento apropriado.

As dimensões (em polegadas) do fio normalmente utilizado são -

0.017 × 0.022

0.018 × 0.025

0.019 × 0.025

0.020 × 0.025

0.0215 × 0.028.

As diferentes dimensões do fio permitem uma maior versatilidade e permitem uma força sequencial em diferentes fases.

C. <u>Curvas de primeira, segunda e terceira ordem e sua interação</u> -

1. Curvas de primeira ordem -

   - A ação e a reação das curvas de primeira ordem afectam a expansão ou a contração.

   - A interação das curvas pode afetar a posição de terceira ordem dos dentes se forem utilizadas forças de expansão.

2. Curvas de segunda ordem -

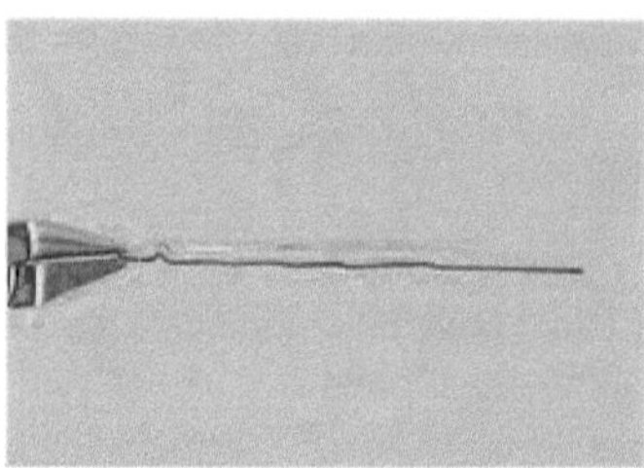

Fig 3.2 Curvas de segunda ordem

   - As dobras de segunda ordem no segmento posterior do arco mandibular são antagónicas aos dentes no segmento anterior.

   - As dobras de segunda ordem no segmento posterior do arco mandibular também afetam negativamente a posição de terceira ordem dos dentes anteriores mandibulares. Portanto, os dentes anteriores mandibulares geralmente requerem torque lingual da coroa no arco, porque as dobras posteriores de segunda ordem aplicam força de torque vestibular da coroa nos incisivos.

   - Na arcada maxilar, as dobras de segunda ordem (uma curva de Spee exagerada) nos segmentos posteriores são geralmente desejáveis ou complementares aos dentes no segmento anterior. A reação às forças de inclinação invade os incisivos superiores e dá um efeito de torque radicular lingual a estes dentes.

3. Dobras de terceira ordem-

ARCO MANDIBULAR

O objetivo é ter um certo grau de torque lingual da coroa em todos os
dentes mandibulares.
As curvas ideais de terceira ordem (torque lingual da coroa) são as
seguintes

incisivos	7°
caninos e primeiros pré-molares	12°
segundos pré-molares e molares	20°

FIO MAXILAR

segmento anterior	0° (torque lingual da raiz)
caninos e primeiros pré-molares	7°
segundos pré-molares e molares	12°

D. Auxiliares -

Os auxiliares habitualmente utilizados no sistema de força edgewise
Merrifield tweed são os elásticos e o arnês orientado direccionalmente,
principalmente o arnês de gancho em J de tração elevada.

FILOSOFIA DE TRATAMENTO DA MERRIFIELD

1. colocação sequencial de aparelhos.
2. movimento dentário sequencial ou individual (ou ambos)

3. preparação sequencial de ancoragem mandibular.

4. forças direccionais, incluindo o controlo da dimensão vertical para melhorar uma mudança espacial favorável da mandíbula para a maxila.

5. o momento correto do tratamento.

1. Colocação sequencial de aparelhos -

Num paciente com extração de primeiros pré-molares, os segundos molares e os segundos pré-molares são ligados. Inicialmente, os primeiros molares são deixados sem cinta. Os incisivos centrais, incisivos laterais e caninos são colados. Os dentes anteriores que estão mal alinhados não são ligados ao arco ou são ligados passivamente.

Vantagens -

- Menos traumático
- Mais fácil
- Menos tempo
- Permite uma maior eficiência na ação do fio (maior intervalo entre brackets no segmento posterior)

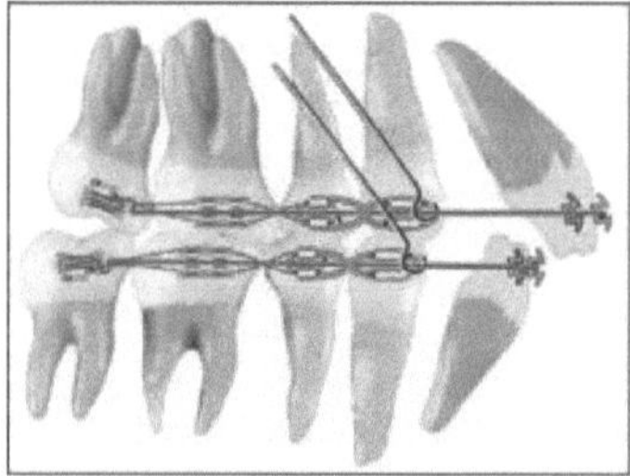

Fig 3.3 *No final da preparação da prótese, as arcadas estão niveladas, as rotações estão corrigidas e os caninos estão retraídos*

2. Movimentação dentária sequencial

O movimento dos dentes é sequencial. Não é o movimento em massa que foi introduzido por Tweed. Os dentes individuais são movimentados rapidamente e com precisão porque são movimentados individualmente ou em pequenas unidades.

3. Preparação sequencial da ancoragem mandibular

- A preparação sequencial da ancoragem mandibular, desenvolvida por Merrifield, é um sistema que permite que a ancoragem mandibular seja preparada de forma rápida e fácil, inclinando apenas dois dentes de cada vez para a sua posição de preparação da ancoragem.
- Sistema de força "10 - 2", ou seja, 10 dentes utilizados como unidades de ancoragem para inclinar 2 dentes.
- Este sistema utiliza um arnês de tração elevada e elásticos verticais anteriores em vez de elásticos de classe III para apoio
- As sequelas deste sistema de forças eram frequentemente incisivos mandibulares labiais alargados e intruídos.

4. Força direcional

- A caraterística distintiva do tratamento moderno Tweed-Merrifield edgewise é a utilização de sistemas de força direcional para mover os dentes.
- Definição -

As forças direccionais podem ser definidas como forças controladas que colocam os dentes na relação mais harmoniosa com o seu ambiente.

- O vetor resultante de todas as forças deve ser para cima e para a frente para aumentar a oportunidade de uma alteração esquelética favorável, particularmente durante a correção da má oclusão de Classe II de protrusão dentoalveolar.

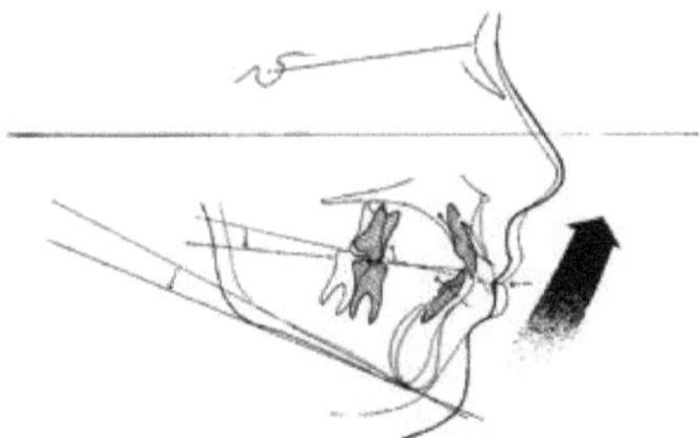

Fig 3.4 *Sistema de forças para cima e para a frente.*

- São necessários incisivos mandibulares verticalizados sobre o osso basal para que os incisivos maxilares possam ser deslocados distal e superiormente.

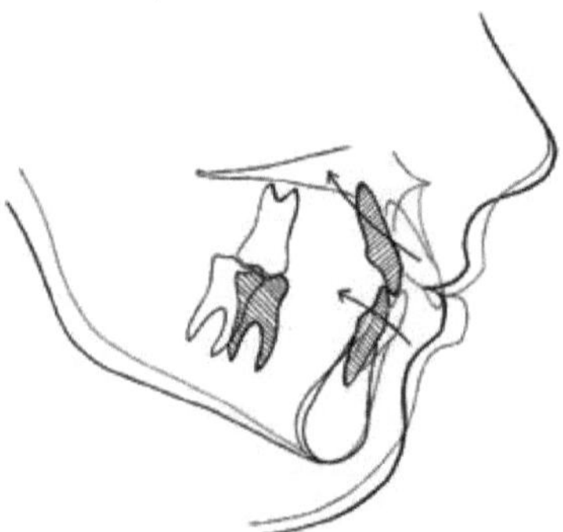

Fig 3.5 *Incisivo mandibular vertical e incisivo maxilar movido para cima e para trás*

- Se o ponto B descer para baixo e para trás, o rosto torna-se alongado, a mandíbula

  O incisivo superior é inclinado para a frente para fora do osso basal, e o incisivo superior cai para baixo e para trás em vez de ser movido para uma posição funcional e estética adequada.

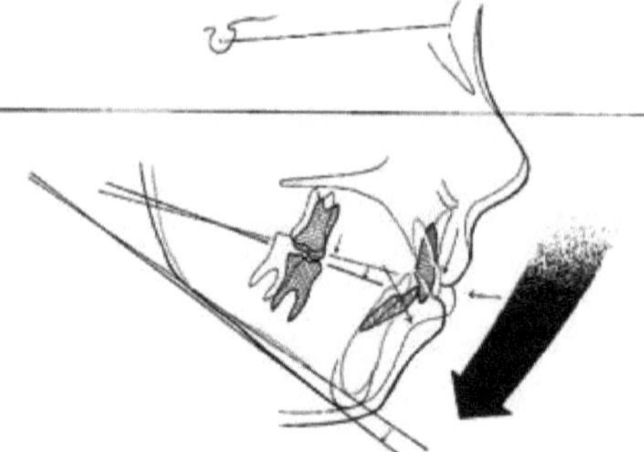

Fig 3.6 *Sistema de forças para baixo e para trás*

- O resultado infeliz do ponto B descer para baixo e para trás é um doente com um rosto alongado, um sorriso gengival, lábios incompetentes e um queixo mais recessivo.

5. Tempo de tratamento -

- O momento do tratamento é uma parte integrante da filosofia.
- O tratamento deve ser iniciado no momento em que os objectivos do tratamento podem ser mais facilmente alcançados.
- Isto pode significar um tratamento intercetivo na dentição mista, extracções seleccionadas na dentição mista, ou esperar pela erupção do segundo molar permanente antes de iniciar o tratamento ativo.

APARELHO PRÉ-AJUSTADO DE BORDO ANDREWS

APARELHO PRÉ-AJUSTADO DE ANDREW

As deficiências no desenho do aparelho edgewise são: base do braquete perpendicular à haste do braquete, bases do braquete não contornadas, ranhuras não anguladas, haste do braquete com espessura faciolingual igual e o desvio do molar superior não está incorporado.

O conceito de Andrew era desenvolver um bracket em que a ponta, o binário e a entrada/saída estivessem incorporados, pelo que não era necessário dobrar o fio para produzir o movimento dentário pretendido, poupando tempo de tratamento e de cadeira e melhorando a consistência dos resultados.

Tabela 4.1 - Prescrição de Andrews para a arcada maxilar

Dente	1	2	3	4	5	6	7
DICA	5º	9º	11º	2º	2º	5º	5º
TORQUE	7º	3º	-7º	-7º	-7º	-9º	-9º

Tabela 4.2 - Prescrição de Andrews para a arcada mandibular

Dente	1	2	3	4	5	6	7
DICA	2º	2º	5º	2º	2º	2º	2º
TORQUE	-1º	-1º	-11º	-17º	-22º	-30º	-35º

Colocação do suporte:

O bracket é colocado no ponto FA da coroa clínica. O ponto FA está presente no FACC (eixo facial da coroa clínica) e separa a coroa clínica na metade gengival e na metade incisal.

Efeito de roda de carroça:

Andrews também enfatizou o "efeito roda de carroça", onde a ponta era perdida à medida que o torque era adicionado. Por isso, ele escolheu adicionar uma ponta aos braquetes anteriores. O torque do fio anterior nega a ponta do fio numa proporção de quatro para um. A adição de 2º de torque irá anular a ponta em 5º. O posicionamento do bracket foi baseado no centro da coroa clínica.

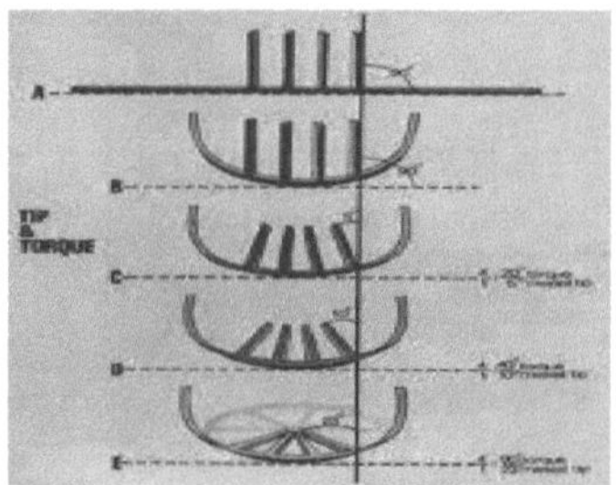

Fig. 4.1 **Efeito da roda do vagão**

Efeito montanha-russa: [31]

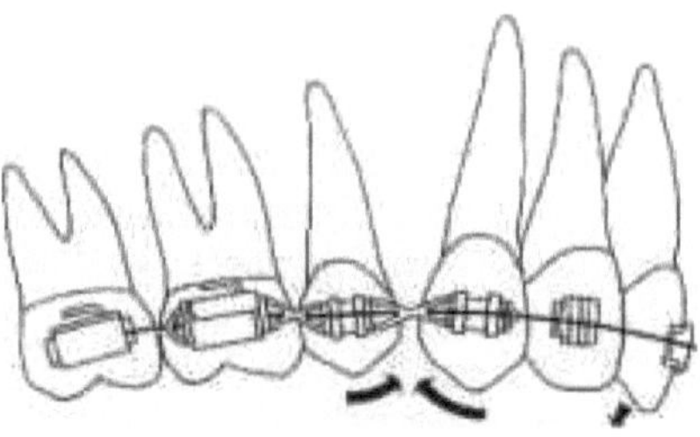

Fig. 4.2 **Efeito montanha-russa**

Nos primeiros anos, surgiram dificuldades com a mecânica de tratamento, devido às forças pesadas e possivelmente devido ao aumento da ponta dos brackets anteriores. Consequentemente, o aprofundamento da mordida anterior, com a criação de uma mordida aberta lateral, foi observado em muitos casos, e isto ficou conhecido como o efeito "montanha-russa". Este efeito também é causado por caninos altamente posicionados, caninos com ponta distal, fechamento rápido do espaço em fios resilientes.

Forma de arco:

Andrews continuou a utilizar o osso basal da mandíbula como referência para a forma do arco.

Características auxiliares:

Braços de força, ganchos, tubos de proa

Suportes de séries de extração[32]

Andrews determinou que, para casos de extração, os brackets de caninos, pré-molares e molares devem ter braços anti-ponta, anti-rotação e de potência.

A série de tradução envolve 3 categorias: tradução de 2 mm, tradução entre 2-4 mm e tradução superior a 4 mm.

Contra-rotação da série de translação - rotação da ranhura mínima de 2°, média de 4° e máxima de 6°.

Braquetes dos incisivos:

Recomendou também a utilização de três conjuntos diferentes de brackets incisivos, com diferentes graus de torque para diferentes situações clínicas.[31]

<u>Braquetes maxilares</u>

Para a classe - I, a inclinação da base do suporte do incisivo central é de 7°, incisivo lateral = 3

Para a inclinação da base da classe - II para o incisivo central 2°, incisivo lateral = - 2

Para a classe - III inclinação da base para o incisivo central 12°, incisivo lateral =8

<u>Braquetes mandibulares</u>

Para a classe - I, a inclinação da base do suporte do incisivo central é de 1°, incisivo lateral = 3

Para a inclinação da base da classe - II para o incisivo central 4°, incisivo lateral = - 2

Para a classe - III inclinação da base do incisivo central - 6°, incisivo lateral = 8

FILOSOFIA ROTH

Filosofia Roth

Em 1968, R. H ROTH foi apresentado ao Dr. L.F. ANDREWS de San Diego. Roth começou a utilizar aparelhos de fio reto no seu consultório em 1970, quando Andrews lhe deu o primeiro conjunto de protótipos de brackets que eram soldados em material de banda apertada e que tinham sido maquinados a grande custo. Depois de ver o progresso do tratamento do primeiro paciente, ele comprou os primeiros braquetes Andrews disponíveis comercialmente e começou todos os seus novos casos com SWA. Em meados de 1973, ele mudou todo o seu consultório para o SWA e recolocou todos os pacientes que ainda tinham braquetes edgewise.

Realizou um trabalho exaustivo em Andrews SWA e publicou dois artigos, nomeadamente -

1. Avaliação clínica de cinco anos do aparelho Andrews SW.

2. O aparelho SW 17 anos depois. [35]

A receita de Roth -

- Roth não traduziu os dentes

- Sobrecorrecção

- Queria uma receita para todos

Configuração de Roth -

- A configuração Roth está disponível nas ranhuras 0,018 e 0,022

- Roth preferiu os suportes com ranhuras de 0,022 porque oferecem mais vantagens

    – Em termos de seleção do tamanho do fio,

    – Em termos de estabilização dos arcos como unidades de ancoragem e para cirurgia ortognática e

    – Para o controlo do torque nos segmentos vestibulares, o que é muito importante do ponto de vista da oclusão funcional.

- A configuração Roth incorpora um conjunto de ganchos para vários tipos de configuração elástica e também tubos duplos, triplos e labiais para a utilização de fios e acessórios auxiliares.

<u>A receita de Roth</u> -

- 5° mais torque nos incisivos superiores

- Menos torque nos caninos superiores

- 2° mais dicas em caninos

- 2° anti-rotação em caninos e PMs

- Segmentos posteriores erectos

- Sobrecorrecção do desvio molar U e do binário

Também disponível -

- Tubos molares sem desvio do molar superior

- "Braquetes anteriores "Super torque

- Caninos com 0° ponta

Tabela 5.1- Prescrição de Roth para a arcada maxilar

Dente	1	2	3	4	5	6	7
DICA	5°	9°	13°	0°	0°	0°	0°
TORQUE	12°	8°	-2°	-7°	-7°	-14°	-14°

Tabela 5.2 - Prescrição de Roth para o arco mandibular

Dente	1	2	3	4	5	6	7

DICA	2º	2º	7º	-1º	-1º	-1º	-1º
TORQUE	-1º	-1º	-11º	-17º	-22º	-30º	-30º

<u>Colocação dos suportes</u> - como defendido por Andrews - exceto -

- Incisivos superiores anteriores e inferiores colados mais incisalmente

- Caninos inferiores ligeiramente mais aderidos à gengiva

<u>Forma do arco - Tru Arch</u>

- Sobrecorrecção da largura do arco

- Mais plano anteriormente

- Uma curva acentuada na região da PM canina

- Mais largo na região PM

- Curva suave no poste. pernas.

5 arcos no arco-

- 1- na frente

- 2,3 - região cúspide , bicúspide

- 4,5 - segmento vestibular equivalente ao de um círculo de 6" de raio

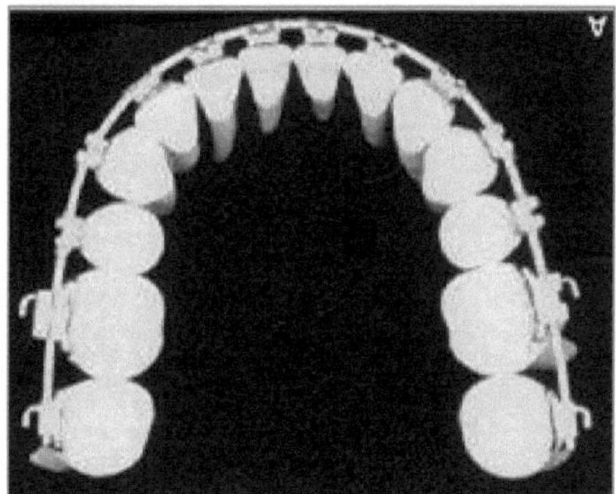

Figura 5.1

Posições de raiz -

posições radiculares de um conjunto de dentes extraídos com a Roth Prescription colocada, torna-se evidente que há muita sobrecorrecção no aparelho e alguma na forma do arco, mas isto é o que é necessário para colocar os dentes nas posições desejadas

A quantidade de sobrecorrecção apresentada nos dentes extraídos nunca será expressa intraoralmente pelas seguintes razões

1. Existe um ângulo de deflexão entre a ranhura do bracket e o fio.

2. Por fim, os valores de força caem tanto que ficam abaixo dos valores necessários para mover os dentes, mesmo que a expressão completa do braquete não tenha sido obtida.

3. Os dentes tendem a voltar às suas posições originais.

4. É necessário prever compensações para os efeitos secundários indesejáveis da mecânica de movimentação dos dentes.

PRESCRIÇÃO MBT

<u>Prescrição MBT</u>

Tendo estabelecido uma abordagem global e um sistema bem sucedido de mecânica de tratamento usando o sistema de braquetes pré-ajustados na sua forma padrão, McLaughlin e Bennett trabalharam então com a Trevisi para redesenhar todo o sistema de braquetes para complementar a sua filosofia de tratamento comprovada e para superar as inadequações percebidas do SWA original.[36]

A ponta anterior adicional era uma desvantagem por três razões:

1. Criou um dreno significativo na ancoragem antero-posterior (A/P).

2. Aumentou a tendência para o aprofundamento da mordida durante a fase de alinhamento.

3. Em alguns casos, aproximou demasiado o ápice da raiz do canino superior da raiz do primeiro pré-molar[37] apresentou uma revisão do planeamento ortodôntico do Sistema MBT.

Esta técnica utiliza uma série de dispositivos intra e extra-orais: barras palatinas, arcos linguais, elásticos de Classe II e III, botões de Nance e arcos de utilidade. A fase de alinhamento e nivelamento inclui: Utilização de fios de arco NiTi termo-activados, Utilização de ligadura lace-back para controlar a retração dos caninos, Utilização de dobras cinch back para controlar o movimento anterior dos incisivos, Utilização de bobina aberta para obter espaço, Definir e manter a forma do arco desde o início do tratamento.

<u>CARACTERÍSTICAS DE CONCEPÇÃO DE UM SISTEMA DE SUPORTE MODERNO</u>

1. Gama de suportes

O ortodontista moderno espera ter três sistemas de braquetes principais disponíveis para atender às necessidades de um caso típico:

- Suportes standard

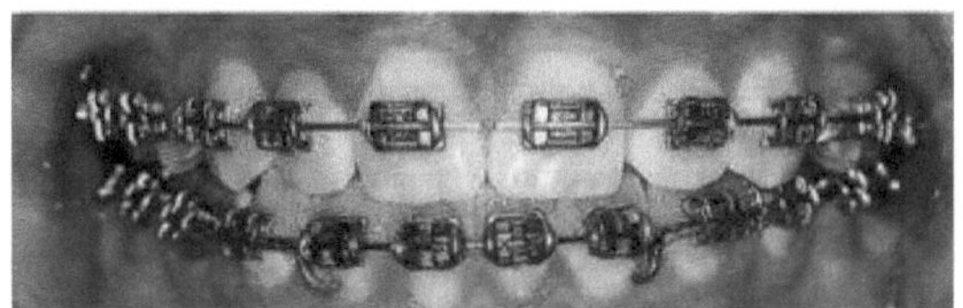

Fig. 6.1

- Suportes metálicos de tamanho médio

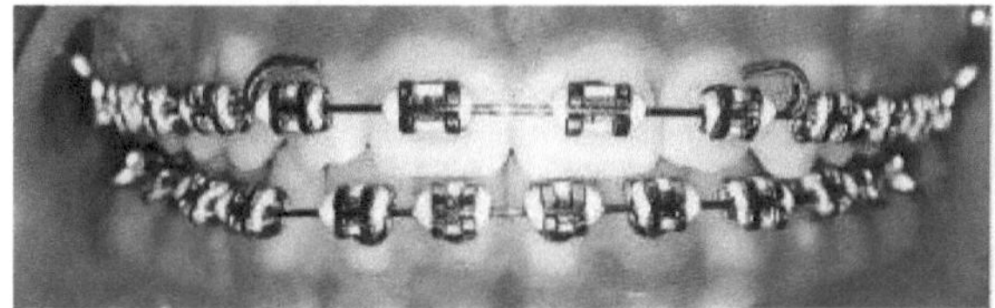

Fig. 6.2

- Braquetes estéticos

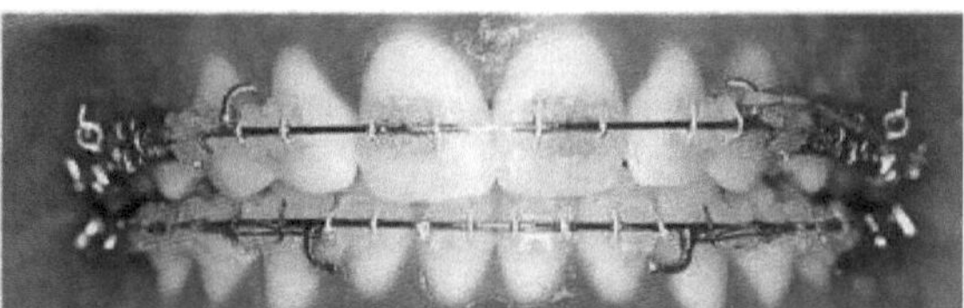

Fig. 6.3

2. Forma romboidal

Isto reduz o volume de cada bracket e permite linhas de referência nos planos horizontal e vertical, ajudando assim a precisão da colocação do bracket.

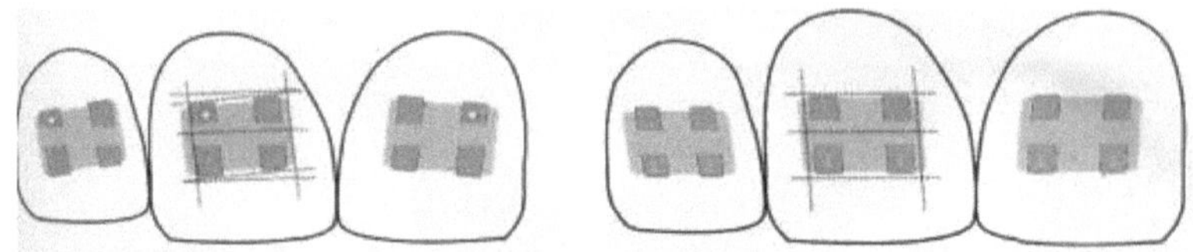

Fig 6.4 *SWA padrão retangular* Fig 6.5 *Forma romboidal*
Suporte

3. Binário na base -

O binário na base era uma questão importante com os suportes PEA de 1ª e 2ª geração porque o alinhamento de ranhuras de nível não era possível com suportes concebidos com binário na face.

O binário na base, tal como referido por Andrews, é um pré-requisito para um aparelho totalmente programado.

Albert H Owen (1980) conduziu um estudo comparando a prescrição de Roth e a Disciplina Vari Simplex. Ele concluiu que, embora o torque na base tenha uma forte base teórica, sua eficácia é muito influenciada pelo sucesso do clínico em colocar os braquetes com precisão.

-O torque na base significa que a haste do suporte é paralela e coincide com o eixo longo da ranhura do suporte

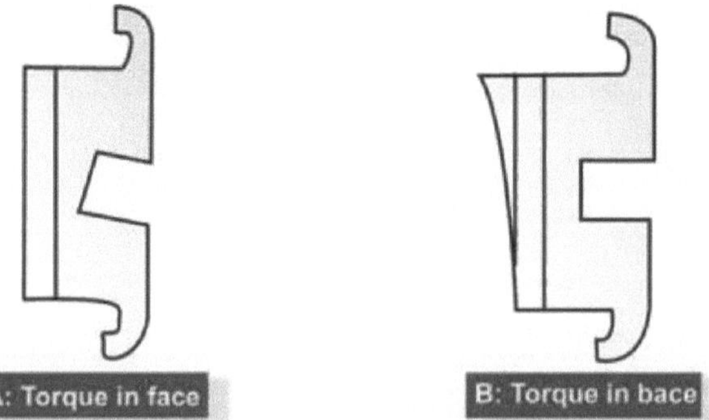

Fig. 6.6

-O binário na face, uma ranhura é cortada num ângulo em relação à haste do suporte. O eixo longo da ranhura não coincide com o sistema de suporte.

58

<u>Especificação de entrada e saída</u>

1. Expressão de in-out

A caraterística "in-out" dos brackets pré-ajustados é 100% totalmente expressa, porque o fio fica bem encaixado na ranhura. O movimento labio-lingual é rápido e normalmente ocorre numa visita. A especificação original SWA in-out foi, portanto, usada como base para o desenho do sistema MBT.

2. Segundos pré-molares superiores

Na prática clínica, os segundos pré-molares superiores têm coroas pequenas em aproximadamente 20% dos casos.

Um bracket alternativo, que é 0,5 mm mais espesso do que o normal, é útil para estes dentes

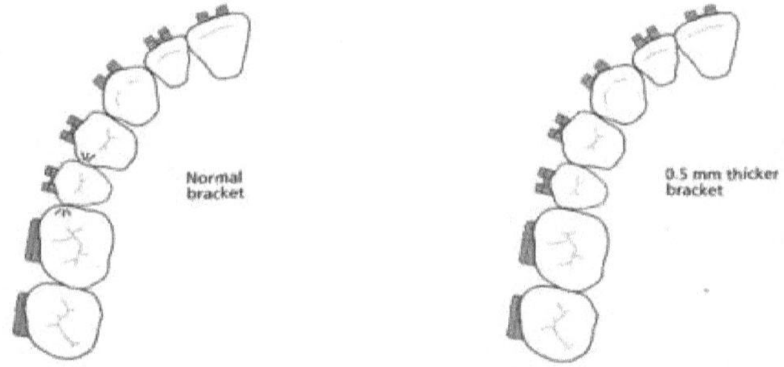

Fig. 6.7 *Segundos pré-molares superiores Especificação In-Out*

<u>ESPECIFICAÇÃO DA PONTA</u>

MBT™ Versatile+ Appliance System para incluir valores de ponta mais próximos das normas biológicas encontradas no estudo de Andrews e outros efectuados desde então para todos os molares, recomenda-se um bracket com ponta de 0°. Se colocado paralelamente às cúspides vestibulares dos molares, um braquete labial de 0° fornecerá 5° de ponta para os superiores e 2° de ponta para os inferiores

Para os pré-molares superiores, os autores preferem braquetes com 0° de ponta, em comparação com 2° no SWA original. Isso coloca as coroas desses dentes em uma posição um pouco mais vertical, mais na direção da Classe I. Também reduz as necessidades de ancoragem em alguns casos.

Para os pré-molares inferiores, os 2° de uma ponta de coroa mesial nos brackets SWA originais funcionam bem, mantendo as coroas inclinadas para a frente numa direção de Classe I e continuam a ser utilizados e recomendados.

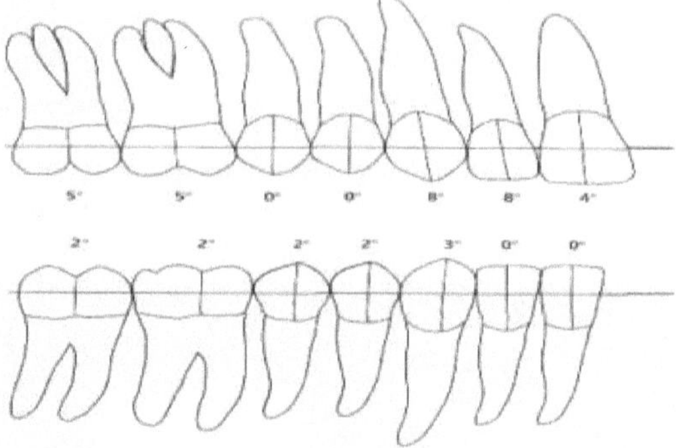

Fig 6.8 Especificação da *ponta*

ESPECIFICAÇÃO DO BINÁRIO

1. Torque do incisivo

geralmente é necessário um maior torque radicular palatino para os incisivos superiores e mais torque radicular vestibular para os incisivos inferiores. Por estas razões, os autores recomendam +17° de torque para os incisivos centrais superiores, +10° de torque para os incisivos laterais superiores e -6° de torque para os incisivos inferiores

2. Binário canino

Por conseguinte, está disponível uma gama de binários de 7°, 0° e +7° para os caninos superiores e de -6°, 0° e +6° para os caninos inferiores.

3. Torque dos pré-molares e molares superiores

O valor de torque do pré-molar superior de -7° provou ser satisfatório na utilização clínica

A especificação de -14° para os molares superiores ajuda a reduzir as interferências durante a função, evitando que as cúspides palatinas fiquem penduradas.

4. Torque dos pré-molares e molares inferiores

as especificações originais do torque do primeiro molar (-30°) e do segundo molar (-35°) do SWA permitiram o 'rolamento' dos molares inferiores. Por conseguinte, os autores tomaram a importante decisão de alterar o torque do pré-molar inferior em 5°, o torque do primeiro molar em 10° e o torque do segundo molar em 25°.

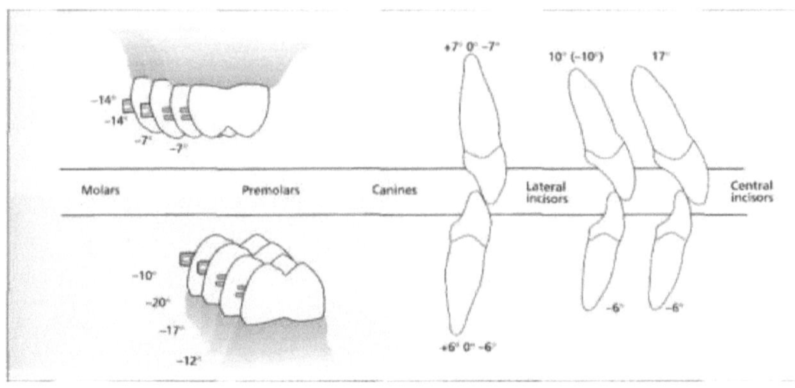

Fig 6.8 ESPECIFICAÇÃO DO *BINÁRIO*

Tabela 6.1 Prescrição de TMB para a arcada maxilar

Dente	1	2	3	4	5	6	7
DICA	4°	8°	8°	0°	0°	0°	0°
TORQUE	17°	10°	-7°	-7°	-7°	-14°	-14°

Tabela 6.2 Prescrição de MBT para a arcada mandibular

Dente	1	2	3	4	5	6	7
DICA	0º	0º	3º	2º	2º	0º	0º
TORQUE	-6º	-6º	-6º	-12º	-17º	-20º	-10º

SISTEMA DE BRAQUETES AUTOLIGÁVEIS

Neste período, há uma transformação variável no tratamento ortodôntico; a correção de apinhamentos severos com a modalidade de extração não é a única opção disponível para o ortodontista. Agora, com os avanços nos sistemas de braquetes, com a introdução de braquetes autoligáveis e fios activados por temperatura, o tratamento sem extração para reviver o apinhamento é a melhor escolha.

Os brackets autoligáveis imprimiram o seu nome na história da ortodontia devido à sua capacidade de poupar tempo durante as consultas[38] , à sua fricção muito reduzida[39] e ao aumento da eficácia do tratamento.[40]

O conceito de autoligadura surgiu em meados da década de 1930, envolvendo o acessório Russell, para aumentar a eficiência clínica através de tempos de ligadura mais rápidos.[41] Dentro do amplo espetro de sistemas de braquetes autoligáveis (SLB), existem clipes "activos" e portas "passivas". Estes termos referem-se à porta que pode ter um mecanismo de mola ou uma peça deslizante rígida.

<u>Tipos de braquetes autoligáveis</u>

1. Braquetes autoligáveis activos -
   Contém o mecanismo de mola que possui a capacidade de pressionar o fio na ranhura do braquete. Em teoria, isto ajudaria os fios mais pequenos a expressarem algum grau de binário, uma vez que podem encaixar mais intimamente na base da ranhura durante as fases iniciais do tratamento. Este efeito foi comparado com os elastómeros convencionais, com o potencial para uma expressão de binário ainda maior, dependendo do desenho do clip de mola. Além disso, o grampo de mola ativo permite potencialmente um maior controlo de rotação, evitando a inclinação na primeira ordem.[42]

2. Braquetes autoligáveis passivos -

   Contém uma porta deslizante rígida que transforma o suporte num tubo quando fechado. Está provado que isto permite uma mecânica de fricção muito baixa durante o tratamento,[42] com pouco efeito no aumento dos valores de binário.

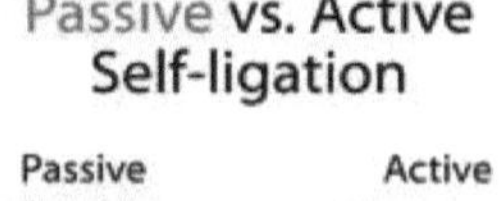

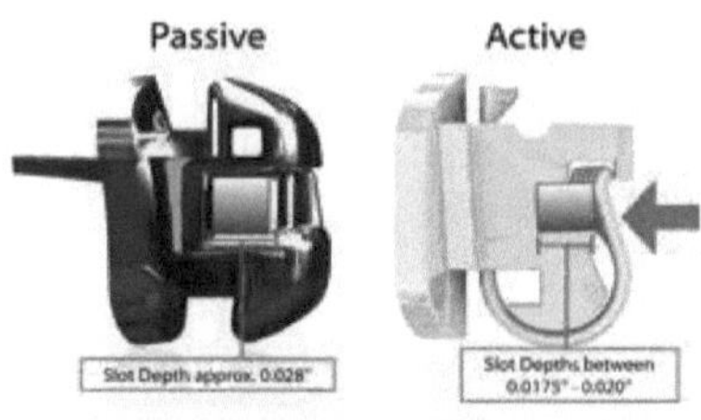

Figura 7.1

3. SLB interativo -

   Um mecanismo interativo tem a capacidade inerente de interagir seletivamente com diferentes arcos em diferentes graus, dependendo das quantidades de força, fricção e controlo que são necessários durante as várias fases do tratamento. As vantagens do SLB interativo incluem o mínimo de força e fricção nas fases iniciais do tratamento, juntamente com o controlo do binário e da rotação nas fases intermédias e finais do tratamento e a capacidade de obter detalhes de acabamento de forma controlada nos três planos do espaço.[43]

<u>Sistema de aparelhos autoligáveis</u> passivos <u>Damon</u>

Damon dá uma descrição completa da filosofia e das técnicas de tratamento de Damon.[44]

A filosofia Damon baseia-se no princípio de usar apenas a força suficiente para iniciar o movimento dentário - a força limite.

O princípio subjacente ao limiar de força é que este deve ser suficientemente baixo para evitar a oclusão dos vasos sanguíneos na membrana periodontal, de modo a permitir que as células e os mensageiros bioquímicos necessários sejam transportados para o local onde ocorrerá a reabsorção e a aposição óssea, permitindo assim o movimento dentário.[44]

Em comparação com os aparelhos pré-ajustados convencionais, sugere-se que o uso da autoligadura passiva resulta numa redução significativa da

1. Utilização de dispositivos de ancoragem, uma vez que a resistência à fricção gerada pelas ligaduras não está presente. Srinivas.[45] demonstrou que os aparelhos autoligáveis passivos utilizam menos ancoragem do que os aparelhos convencionais.
2. Utilização de auxiliares de expansão intra-oral, tais como quad-helices ou molas W, porque a força do fio não é transformada ou absorvida pelas ligaduras e a expansão necessária pode ser conseguida pela força dos fios.
3. Necessidade de extracções para facilitar a mecânica ortodôntica, uma vez que o alinhamento não é dificultado pela resistência à fricção das ligaduras e pode, por conseguinte, ser amplamente conseguido com fios de cobre-níquel-titânio de pequeno diâmetro.

Além disso, um sistema de autoligação passivo edgewise oferece três características fundamentais:

- Níveis muito baixos de fricção estática e dinâmica
- Ligação rígida devido ao fecho positivo da ranhura pela porta ou corrediça
- Controlo da posição do dente devido à existência de uma ranhura com largura e profundidade adequadas

<u>Provas da filosofia Damon</u>

Colocação e remoção de arcos -

A velocidade de ligadura e libertação do fio tem sido estudada por muitos autores[46] e os brackets autoligáveis têm demonstrado demorar menos tempo e também requerem menos ou nenhuma assistência na cadeira.

Turnbull e Birnie[49] dividiram os arcos em quatro grupos diferentes, por ordem crescente de tamanho. Eles descobriram que:

- O tempo necessário para ligar os fios diminui com o aumento do tamanho do fio

- O tempo necessário para abrir os brackets autoligáveis Damon e para remover as ligaduras elastoméricas foi quase independente do tamanho do fio

- Demorou menos tempo a ligar e libertar um fio usando os brackets autoligáveis passivos Damon do que com brackets convencionais e ligaduras elastoméricas.

Desenho do suporte

1. Suportes Damon SL

   - Os brackets Damon SL (Organização "An", San Diego, CA;) também se tornaram acessíveis em meados dos anos 90 e tinham uma corrediça que se dobrava sobre a superfície labial dos brackets.

   - Uma mola de arame em forma de micro U ficava por baixo da corrediça e encaixava nas duas "protuberâncias" labiais da corrediça para proporcionar uma posição de abertura e fecho positiva. Estes suportes constituíam um avanço positivo, mas tinham dois grandes problemas - as corrediças abriam-se involuntariamente e tinham tendência a partir-se.

   - A pouco e pouco, estes suportes produziram um aumento considerável na valorização da capacidade de auto-ligação.[44]

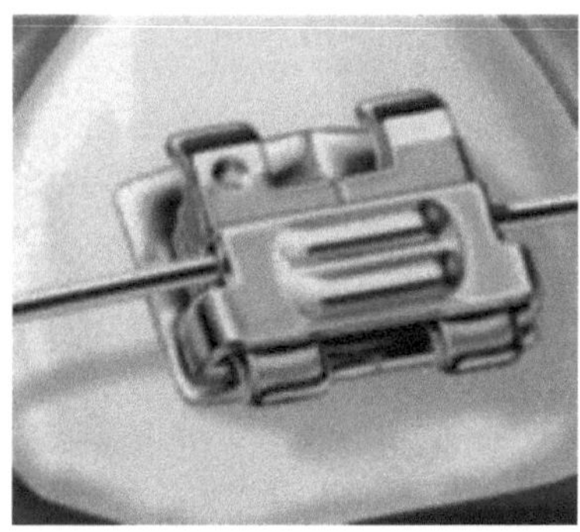

Fig 7.2 *Suporte Damon SL 1996, mostrando a*
corrediça envolvente que era propensa a fracturas e perdas

2. Damão 2

- o dos defeitos da Damon SL.

- Eles mantinham uma atividade de deslizamento vertical semelhante e uma mola em forma de U para controlar a abertura e o fecho, mas colocavam o deslizamento dentro da casa segura das asas de gravata[44]

- Juntamente com a introdução da montagem por moldagem por injeção de metal, que permite resiliências mais próximas, estas melhorias eliminaram a abertura involuntária ou a quebra da corrediça e levaram a um aumento da velocidade de utilização da auto-ligação.

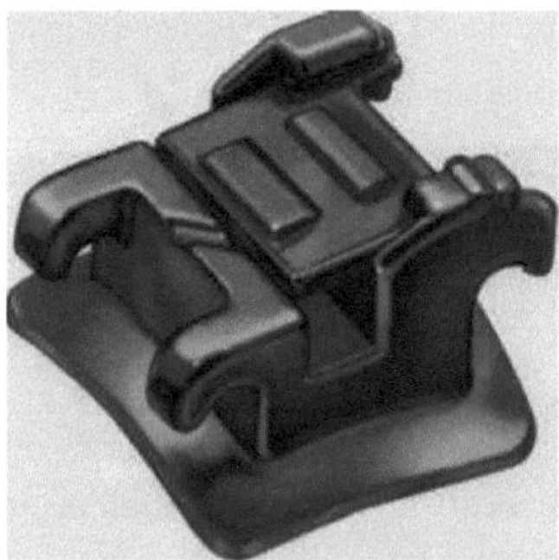

Fig 7.3 *Suporte Damon 2 lançado em 2000, mostrando a corrediça*
mais protegida e mais rígida que foi produzida por moldagem por
injeção de metal, tal como o corpo do suporte.

3. Suportes Damon 3 e Damon 3 MX

- Em 2004 (Ormco Corp.) tem uma área alternativa e atividade da mola de retenção, e isto proporcionou um sistema simples e seguro para abrir e fechar o armário. Além disso, os 3 suportes de Damon são semi-estéticos.

- Seja como for, a criação inicial de braçadeiras Damon 3 sofreu três problemas críticos: uma elevada taxa de falha de ligação, uma partição do metal dos componentes de resina reforçada e asas de ligação partidas. [44]

- Isto deveu-se, presumivelmente, à valorização incrivelmente alargada do que a auto-ligação poderia fazer e à capacidade mais proeminente dos fabricantes de colocar recursos na descoberta de soluções.

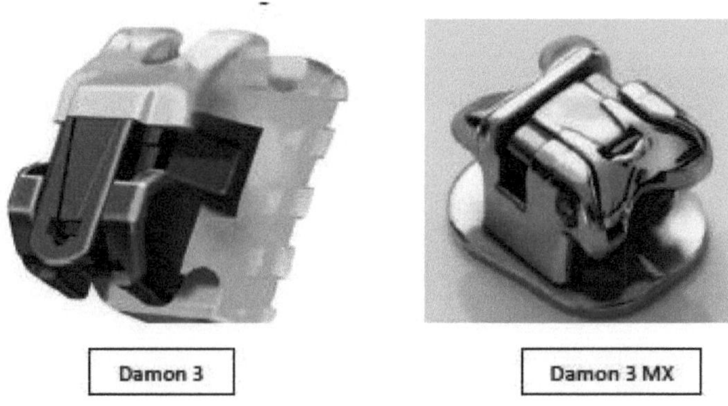

Fig. 7.4

4. Suportes GAC In-Ovation -

- Estes suportes são fundamentalmente idênticos aos suportes SPEED em termos de origem e de configuração, mas têm uma conceção dupla. (Harradine N 2008)

- Trata-se de uma estrutura decente e robusta, não tendo sido registada ou revelada qualquer quebra dos clips. São evidentes alguns encargos moderadamente pequenos no tratamento dos suportes.

- Em primeiro lugar, alguns suportes são difíceis de abrir.

- Em 2002, os brackets mais pequenos para os dentes da frente acabaram por ficar acessíveis In-Ovation R. (Reduzido).

- Esta largura mais pequena é excecionalmente bem-vinda no que diz respeito a um comprimento mais proeminente entre suportes, os suportes In-Ovation têm um clip ativo.[50]

- Braquetes autoligáveis linguais In-Ovation L In-ovation C (Ceramic) está atualmente acessível com uma face de cerâmica incompleta para uma melhor estética.

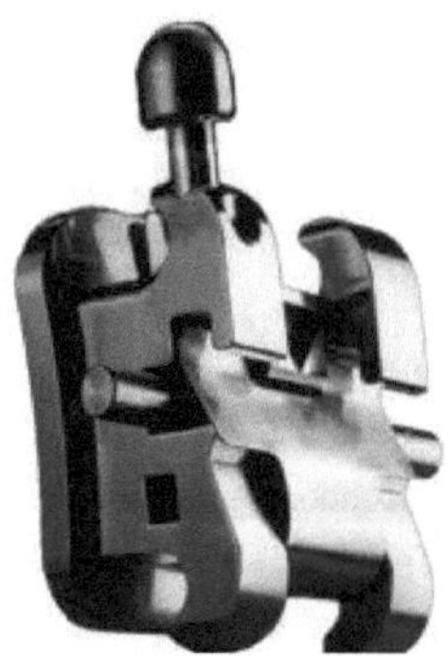

Fig 7.5 *Um suporte In-Ovation antigo que mostra as asas de ligação que distinguem este suporte dos suportes Speed.*

5. Braquetes autoligáveis Oyster

   - Foi o primeiro bracket autoligável translúcido que foi apresentado em 2003.
   - Foi produzido com um polímero forte reforçado com fibra de vidro.
   - A tampa pode ser evacuada e colocada de novo. Gancho em forma de cogumelo para fixações auxiliares.[50]

6. Clipe inteligente -

   - Em 2004, a 3M Unitek apresentou os braquetes autoligáveis Smart Clip™, que não são iguais a outros braquetes autoligáveis, na medida em que não têm uma corrediça ou clipe para segurar os fios.[51]
   - Em vez disso, contém um corte de níquel-titânio em cada lado dos brackets duplos que fixa o fio.
   - O fio é encaixado utilizando a pressão dos dedos para o empurrar para além do clip flexível. Isto requer um instrumento especialmente concebido pela 3M Unitek™ [51]

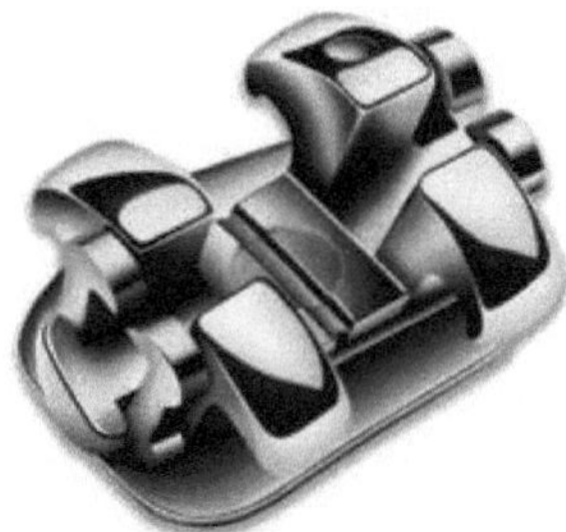

Fig 7.6 O braquete SmartClip da 3M Unitek mostra os distintivos grampos de mola externos com as suas mandíbulas através das quais os fios de todos os tamanhos e rigidez devem, idealmente, passar muito fácil e confortavelmente durante as mudanças de fio, mas nunca entre as visitas do paciente

7. Clarity SL (3M Unitek) -

   - As braçadeiras SL da clarity são um sistema passivo que compreende um corpo de cerâmica e foi produzido no ano de 2007. Este tem uma ranhura metálica unida à base de cerâmica para melhorar os atributos de fricção.

   - Tal como nos brackets Smart Clip[50] , o mecanismo autoligável é composto por um corte de NiTi que é fixado nas partes mesial e distal dos brackets duplos.

   - Estão disponíveis ferramentas especiais para inserir e remover os arcos.

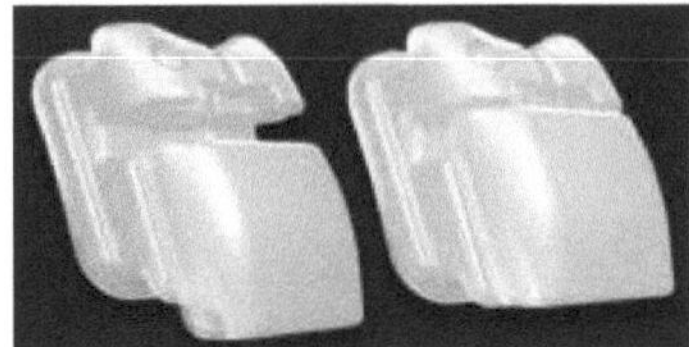

Fig. 7.7

8. Avanços recentes dos braquetes de auto-ligação -

   - O sistema de braquetes de fio reto lingual ALIAS foi criado por Takeyomoto e Scuzzu com os primeiros braquetes linguais autoligáveis passivos do mundo, com a ranhura quadrada que tem em consideração a melhoria do movimento e as distâncias mais significativas entre braquetes, facilitando a fase de alinhamento. [52]

<u>Valores de torque no sistema Damon</u>

NO ARCO MAXILAR

	U1	U2	U3	U4	U5	U6	U7
Binário elevado	17º	10º	7º				
Binário padrão	12º	8º	0º	-7º	-7º	-18º	-27º
Binário baixo	7º	3º					

NO ARCO MAXILAR

	L1	L2	L3	L4	L5	L6	L7
Binário elevado			7º				
Binário padrão	-1º	-1º	0º	-12º	-17º	-28º	-10º
Binário baixo	-6º	-6º					

<u>Seleção de suportes</u>

- Obter a inclinação correcta dos dentes durante o tratamento ortodôntico sempre foi um desafio com aparelhos ortodônticos baseados no sistema edgewise.
- O Damon System oferece várias opções de torque para dentes incisivos e cúspides.

- O binário selecionado em cada suporte deve ser concebido para corrigir excessivamente a posição do dente.

Suportes **de binário elevado**

Exemplos de onde os braquetes de binário elevado podem ser utilizados nos incisivos superiores são os seguintes:

- Casos de extração em que a mecânica de tratamento pode retroinclinar excessivamente os incisivos superiores.
- Má oclusão de Classe II Divisão 1 em que a mecânica de tratamento pode retroinclinar excessivamente os incisivos superiores; e
- Maloclusões de Classe II Divisão 2.

Exemplos de onde os suportes de binário elevado podem ser utilizados nas cúspides superiores são os seguintes:

- Casos de extração de primeiros pré-molares e
- Casos em que as coroas das cúspides superiores estão inclinadas para o lado palatino.

Suportes **de binário standard**

Os brackets de torque padrão são utilizados quando a inclinação dos dentes é satisfatória antes do tratamento e a mecânica do tratamento não irá afetar negativamente as inclinações durante o tratamento.

Suportes **de binário reduzido**

Exemplos de onde os braquetes de baixo torque podem ser usados nos incisivos superiores são os seguintes:

- Incisivos superiores excessivamente inclinados;
- Incisivos superiores isolados com raízes posicionadas palatalmente (por exemplo, incisivo lateral superior no palato).

- Maloclusões em que a mecânica do tratamento pode resultar numa proclinação excessiva dos incisivos superiores
- Apinhamento moderado e grave da arcada superior e
- Casos de mordida aberta anterior com incisivos proclinados.

Exemplos de onde os braquetes de baixo torque podem ser usados em incisivos inferiores são os seguintes:

- Casos em que é necessário controlar a proclinação dos incisivos inferiores, por exemplo, apinhamento extremo do segmento labial inferior, casos que utilizam elásticos de Classe II e correctores fixos de Classe II ligados aos brackets, tubos vestibulares ou arcos
- Incisivos inferiores colocados lingualmente. Os brackets com valores de torque opcionais não devem ser usados como "conjuntos". O clínico deve estudar o caso cuidadosamente e selecionar individualmente o bracket com o torque correto para cada dente.

O SISTEMA DE BORBOLETAS

O SISTEMA DE BORBOLETAS

Em 1996, o American Board of Orthodontics listou os erros mais encontrados nos casos apresentados pelos candidatos que não passaram no exame da Fase III[58] . Outras melhorias poderiam ser benéficas. Creekmore e Kunik descreveram cinco razões pelas quais os aparelhos pré-ajustados atuais não alcançam as posições ideais dos dentes com o uso de fios "retos" [59]

O sistema Butterfly baseia-se num novo suporte de baixo perfil e de duas asas.

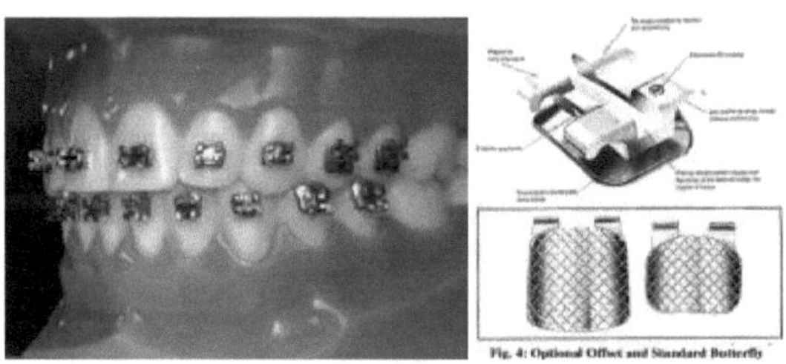

Fig 8.1 *O sistema Butterfly inclui um suporte miniatura de baixo perfil com ranhura vertical.*

O perfil reduzido do braquete, o seu design de asa dupla em miniatura e as asas de amarração arredondadas, e a eliminação dos ganchos padrão resultam num aparelho que é mais confortável, estético e higiénico. O sistema Butterfly tem várias características únicas concebidas para melhorar os conceitos de aparelhos pré-ajustados existentes, em resposta às conclusões da ABO. Estas características são descritas abaixo.

Ranhura vertical versátil

A incorporação de uma simples ranhura vertical abre todo um novo campo de opções de tratamento.

- A eliminação de ganchos esféricos nos braquetes reduz significativamente a probabilidade de impacto tecidual, alimentos presos e placa bacteriana, enquanto torna os fios mais fáceis de amarrar. Quando os elásticos são necessários, um simples pino de gancho ou T-Pin pode ser inserido na ranhura vertical de qualquer braquete - eliminando virtualmente a necessidade de amarras Kobayashi, ganchos soldados e ganchos cirúrgicos crimpáveis.

- Um dos usos mais simples do slot vertical é para dentes que estão bloqueados, deslocados lingualmente, ou erupcionados ectopicamente. Nestes casos, é quase impossível amarrar um fio no braquete durante o alinhamento precoce, mas uma ligadura de aço inoxidável ou fio elástico pode ser colocado através da ranhura vertical para formar um laço vertical ou "sling" em torno do fio.

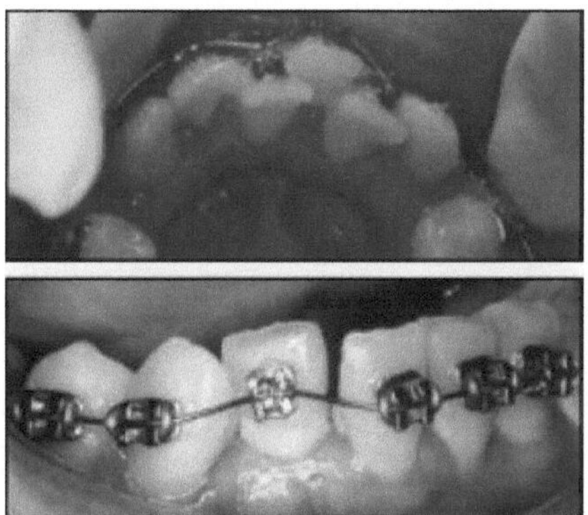

Fig 8.2 Ligadura *vertical ou "sling": ligadura de aço inoxidável colocada através da ranhura vertical e à volta do arco para dentes severamente deslocados.*

- Foi também desenvolvida uma série de auxiliares de ranhura vertical. A mola rotativa U-Turn, uma mola de fio quadrado única, pode ser inserida na ranhura vertical quadrada de qualquer suporte para ajudar a corrigir rotações graves.

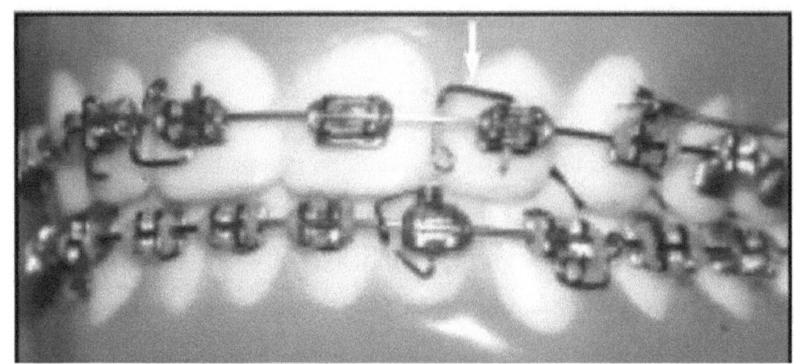

Fig 8.3 *Mola rotativa de fio quadrado em U (seta)*

- A Compliance Spring é um auxiliar que pode ser usado para dois propósitos distintos. Com um arco redondo, um elástico intermaxilar desta mola produzirá um torque radicular vestibular para um dente específico, como um incisivo lateral superior deslocado lingualmente.

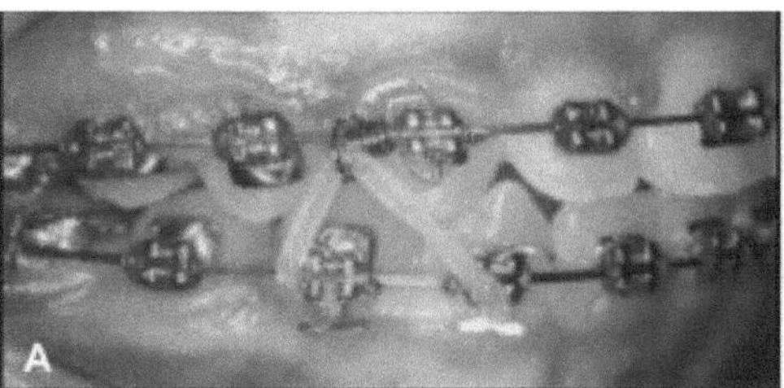

Fig 8.4 *Mola de Conformidade utilizada com um fio redondo de aço inoxidável e elásticos intermaxilares para proporcionar um torque radicular vestibular.*

- Com um arco retangular, a Compliance Spring também pode ser utilizada para encorajar a cooperação com elásticos.

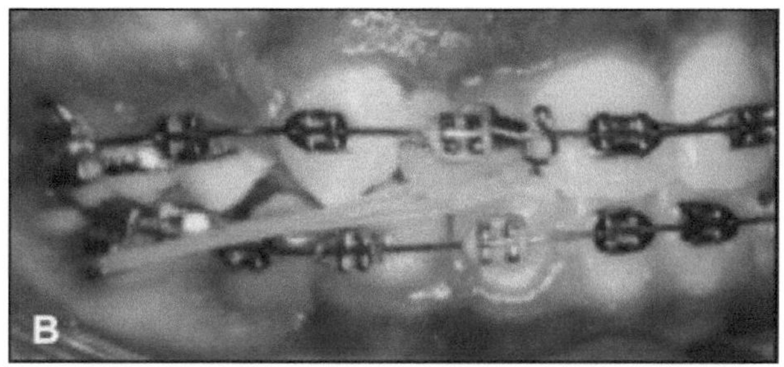

Fig 8.5 *A Mola de Conformidade reforça o desgaste dos elásticos de Classe II quando usados com um arco retangular.*

- O Power Arm foi concebido como um par para aplicar forças de correntes elásticas, molas de bobina fechada ou elásticos intra-orais mais perto do centro de resistência do dente. Esta técnica pode ajudar a evitar a inclinação durante o encerramento ou retração do espaço.

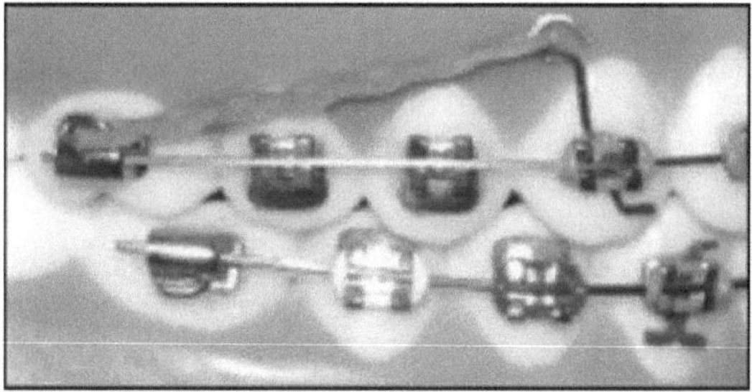

Fig. 8.6 *O Power Arm limita a inclinação quando utilizado com elásticos, correntes ou molas helicoidais de níquel-titânio.*

- As molas de verticalização Begg tradicionais são úteis para o paralelismo radicular. Quando colocadas nos braquetes do canino mandibular e/ou do primeiro pré-molar, produzem uma ponta de coroa mesial que pode contrabalançar as forças de retração nos dentes anteriores mandibulares.[56]

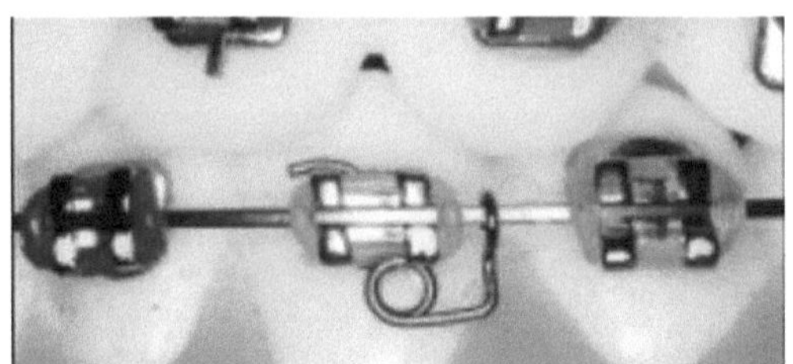

Fig 8.7 *Mola de verticalização tradicional de Begg.*

Torque Posterior Progressivo

O torque posterior progressivo foi concebido na prescrição do Sistema Butterfly para ultrapassar estes efeitos indesejáveis. Os brackets posteriores maxilares têm -14° de torque para ajudar a prevenir a inclinação vestibular do primeiro e segundo molares.

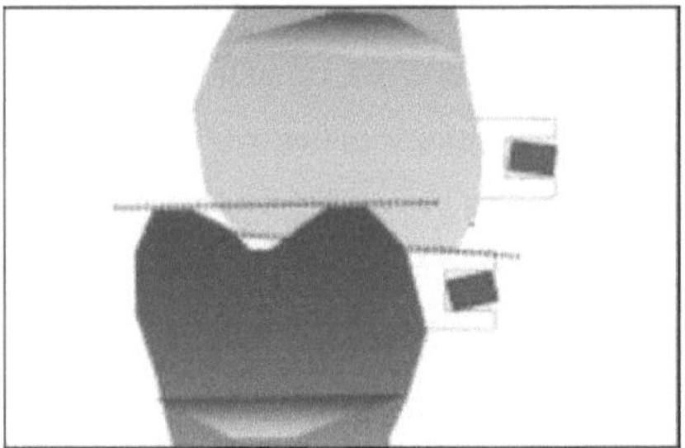

Fig 8.8 *O sistema Butterfly apresenta um torque posterior maxilar aumentado (-14°) e um torque posterior mandibular reduzido (-10°) para melhorar a intercuspidação e o overjet posterior, aplanar a curva de Wilson e reduzir as interferências.*

Por outro lado, os braquetes do primeiro e segundo molares inferiores têm apenas -10° de torque lingual da coroa. Reduzir o torque posterior inferior e aumentar o superior melhora a oclusão bucolingual final, achatando a curva de Wilson, minimizando as discrepâncias no overjet posterior e reduzindo a proeminência das cúspides palatinas.

PRESCRIÇÃO DE BINÁRIO

NO ARCO MAXILAR

Número do dente	Binário	Angulação	Rotação
1	14	5	0
2	8	9	0
3	0	9	0
4	-7	0	0
5	-8	3	0

NO ARCO MANDIBULAR

Número do dente	Binário	Angulação	Rotação
1	-5/ -10	2	0
2	-5/-10	5	0
3	-3	6	3
4	-7	0	0
5	-9	3	0

Braquetes reversíveis para segundos pré-molares

Com o Sistema Butterfly, nos casos de extração do primeiro pré-molar, os brackets do segundo pré-molar em ambas as arcadas são trocados para os lados contralaterais.

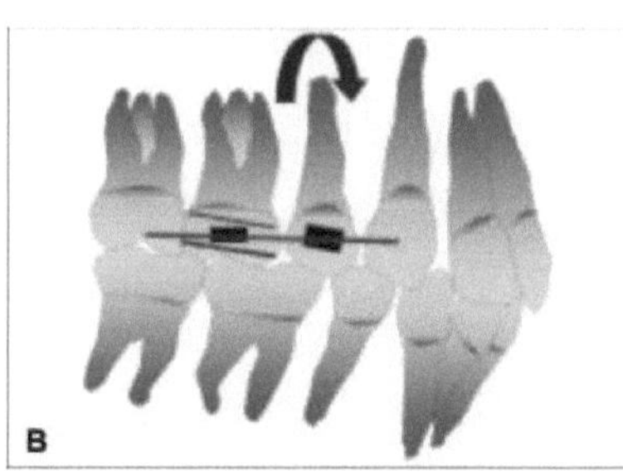

Isto produz uma ponta distal da coroa de -3° para melhorar o paralelismo da raiz entre os segundos pré-molares e os caninos quando as suas coroas se inclinam uma em direção à outra durante o encerramento do espaço. Nos casos em que os segundos pré-molares são extraídos ou se planeia uma ancoragem posterior "deslizante", os brackets dos segundos pré-molares superiores e inferiores são simplesmente colocados nos primeiros pré-molares. A ponta positiva da coroa ajudará a manter as posições dos primeiros pré-molares, ajudará no paralelismo da raiz com os primeiros molares e resistirá à retração anterior.

Ponta anterior mandibular progressiva

A ponta da coroa mesial anterior mandibular progressiva foi incorporada no sistema Butterfly. Isto reduz a típica inclinação da coroa distal e a convergência da raiz dos incisivos inferiores, melhorando a estabilidade dos casos acabados através da "tentposting" do incisivo.

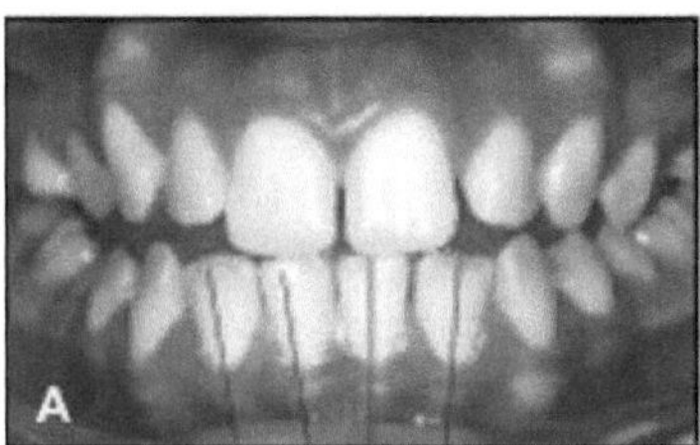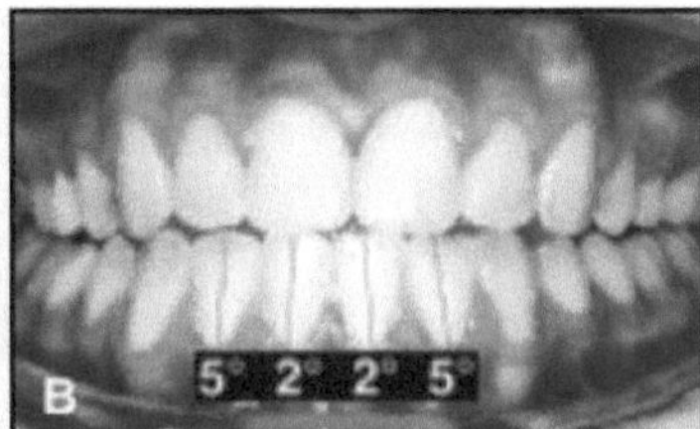

Fig. 8.10

Anexos angulados do primeiro molar

O sistema Butterfly incorpora uma ponta de -6° dos acessórios soldados às bandas do primeiro molar para compensar a diferença nas alturas dos rebordos marginais.

Torque anterior mandibular preventivo

O binário lingual da coroa de -5° nos brackets anteriores mandibulares do Sistema Butterfly destina-se a resistir à inclinação do incisivo inerente à mecânica de nivelamento. Os brackets opcionais para os quatro incisivos mandibulares têm -10° de torque preventivo para contrariar a inclinação labial adicional dos elásticos de Classe II ou aparelhos funcionais fixos.

Se for desejado menos torque, pode ser utilizado um fio retangular mais pequeno.

Torque **anterior conservador**

O torque labial da coroa do incisivo central superior do sistema Butterfly de 14° parece ser suficiente para um paciente de Classe II, divisão 2.

Para evitar a deslocação lingual dos caninos e para dividir a diferença entre os extremos, a prescrição Butterfly não tem binário nos brackets dos caninos superiores.

Com prescrições populares de caninos mandibulares, que variam de -11° a +7° de torque. Para corresponder ao torque posterior progressivo reduzido do sistema Butterfly, o canino mandibular apresenta um torque moderado de -3°. Em casos de mordida profunda, o suporte do canino pode ser invertido (torque de +3°) para mover a coroa labialmente, mantendo as raízes dentro do osso de suporte.[54]

Problem	Prescription Modification	Improvement
Nonextraction Class I and III	Standard setup	Marginal ridges: first molar/ second premolar
Nonextraction Class II	Substitute −10° lower anterior brackets	Prevent labial flaring
Extraction of first premolars	Second premolar brackets on contralateral sides	Root paralleling
Extraction of second premolars	Second premolar brackets on first premolars	Root paralleling
Slipping anchorage	Uprighting springs on lower canines	Resist anterior retraction
Deep overbite	Invert lower canine brackets	Assist bite opening
Lingual laterals	Invert upper lateral incisor brackets	Labial root torque

ALINHADORES

ALINHADORES

O tratamento com alinhadores faz parte da prática ortodôntica há décadas, especialmente desde a introdução dos dispositivos Invisalign (Tecnologia Align) em 1998. Inicialmente, os alinhadores eram utilizados para movimentos dentários ortodônticos ligeiros a moderados. A evolução tecnológica dos materiais e das técnicas de produção dos alinhadores, nomeadamente a tecnologia 3D para planear os movimentos dentários e a incorporação de attachments, permitiu melhorar o controlo da posição dos dentes nos três planos do espaço. Outro desenvolvimento significativo destinado a ultrapassar as deficiências biomecânicas dos sistemas de alinhadores acima referidas foi a melhoria contínua dos attachments compostos biomecanicamente complementares. Os attachments foram concebidos para produzir vectores de força suplementares que, quando aplicados aos dentes pelo material do alinhador, transformam o sistema resultante, permitindo movimentos dentários complexos.

<u>TIPOS DE MOVIMENTOS-</u>

O movimento de translação O movimento de translação é necessário em três situações principais:

a. Distalização de molares :

Um estudo retrospetivo foi realizado por Ravera et al. cujos resultados mostraram que o movimento de translação dos molares superiores era possível com o uso de alinhadores em combinação com acessórios compostos e elásticos de classe II.[61] Os alinhadores permitiram que os segundos molares superiores fossem distalizados em 2,25 mm sem movimento de versão ou movimentos verticais significativos da coroa. Outro estudo realizado por Simon et al. em 2014, concentrou-se em avaliar a eficácia dos alinhadores em relação ao movimento de torque incisal, derotação de pré-molares e distalização de molares.[62]

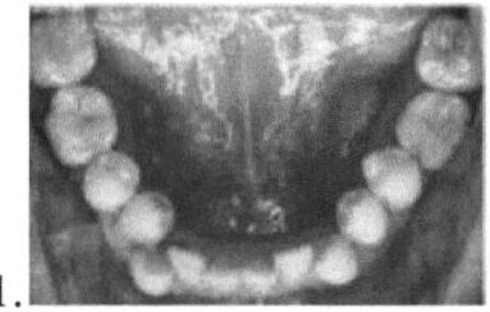 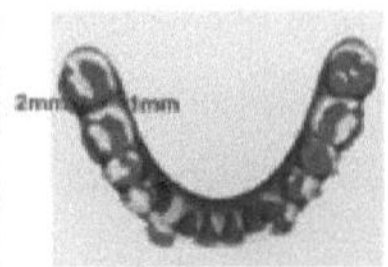 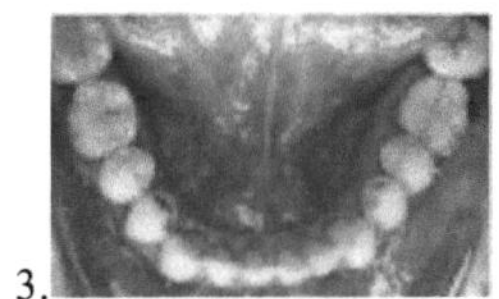

1.   2.   3.

Fig 9.1 1. Vista oclusal da mandíbula antes do tratamento 2. Simulação 3D do processamento objetivado da distalização dos molares. Situação inicial (roxo), situação planeada (branco). 3. vista oclusal da mandíbula - resultados da fase inicial do tratamento com alinhadores: alinhamento dentário mandibular resultando em distalização dos molares.

b) Deslocação dos dentes adjacentes aos locais de extração

O encerramento do espaço nos locais de extração requer attachments de "controlo radicular" nos dentes adjacentes aos locais de extração. O estudo de Li et al.[63] , cujo objetivo foi avaliar os resultados do tratamento Invisalign em comparação com o tratamento fixo multi-braço, não mostrou diferenças significativas entre os dois grupos na translação das raízes e na obtenção de uma boa angulação radicular. Os resultados deste estudo podem ser devidos ao uso correto dos attachments para controlar o movimento da raiz.[64] Este estudo confirmou que o Invisalign pode dar bons resultados em casos de extração.

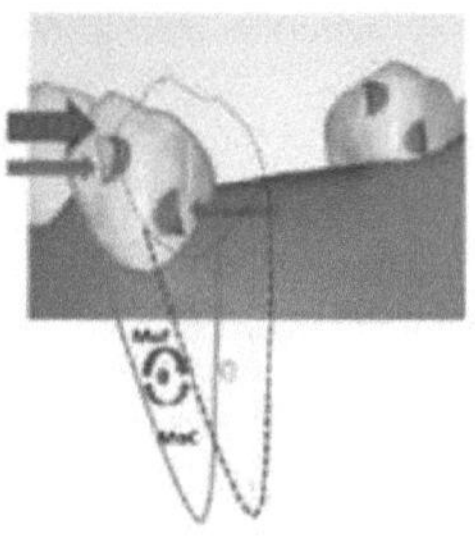

Fig 9.2 : Representação esquemática do movimento de translação de um canino mandibular com elipsoides.

c) Deslocação dentária vestibulo-lingual / mesio-distal

Um estudo in vitro foi realizado por Elkholy et al.[65] em 2016 para estudar as forças e os momentos fornecidos pelos novos alinhadores PETG mais finos durante o movimento translacional lábio-palatino de um incisivo central superior levou à conclusão de que, para alinhadores sem modificações específicas, tais como pontos de pressão específicos ou regiões cervicais mais rígidas para criar um contra-momento, o movimento translacional dos incisivos centrais superiores na direção vestibular ou palatina é impossível de alcançar.

<u>O MOVIMENTO DE EXTRUSÃO</u>

O movimento de extrusão parece ser difícil de obter. De facto, num estudo clínico prospetivo realizado por Kravitz et al.[66] foi avaliada a eficiência da movimentação dentária com alinhadores removíveis de poliuretano e o movimento menos preciso foi a extrusão (29,6%) - especificamente, a extrusão dos incisivos centrais superiores (18,3%) e inferiores (24,5%).

Kravitz et al. [67] realizaram um novo estudo para fornecer uma atualização sobre a precisão da movimentação dentária com Invisalign. Uma das descobertas mais promissoras desse estudo foi a melhoria na precisão da extrusão do incisivo superior (55%). Isso pode ser devido ao uso de attachments de extrusão optimizados. É então necessário utilizar attachments que tenham a chamada superfície plana ativa, na qual o alinhador possa exercer força. A parte ativa é o elemento essencial do acessório, uma vez que é a parte que é engatada pelo alinhador. O resto do acessório serve de ligação e de reforço.[68] Estes acessórios devem ser biselados no lado da gengiva. Estes attachments podem ser colocados num único dente ou num grupo de dentes quando são necessárias várias extrusões.[69] Os attachments biselados são mais frequentemente usados quando se extrude um dente. Podem ter 3, 4 ou 5 mm de largura, 2 mm de altura e 0,25 a 1,25 mm de espessura. [64]

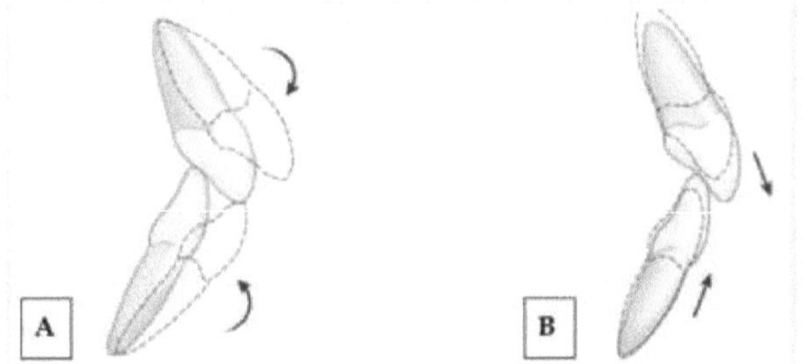

Fig 9.3 A. Extrusão relativa. B. Extrusão absoluta

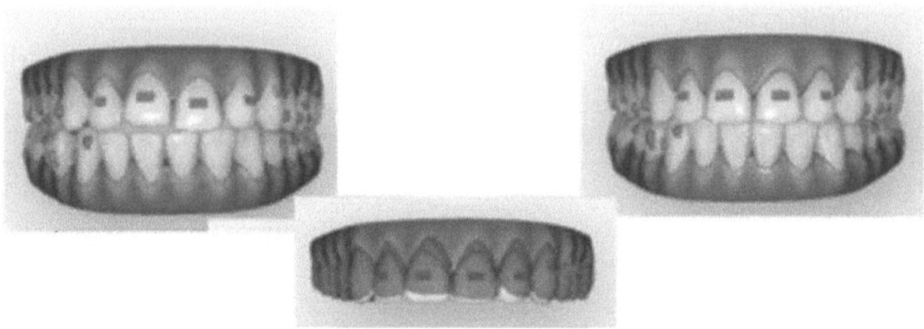

Fig. 9.4 Simulação 3D da situação inicial, tratamento objetivado e sobreposições dentárias antes e depois do tratamento. A extrusão dos incisivos superiores necessita de attachements. Será o resultado de uma extrusão absoluta e relativa.

O MOVIMENTO DE INTRUSÃO

O melhor protocolo de tratamento com alinhadores para realizar a intrusão num período de tempo mais curto é exercer uma força de intrusão óptima nos dentes alvo, mantendo a estabilidade dos dentes de ancoragem. Os alinhadores têm vantagens porque cobrem todos os dentes, impedindo assim a extrusão dos dentes posteriores.

Os dentes de ancoragem devem ser equipados com encaixes rectangulares horizontais para ancoragem e extrusão relativa destes pré-molares[70]

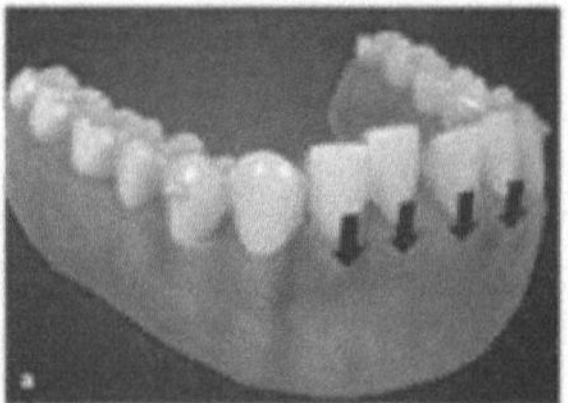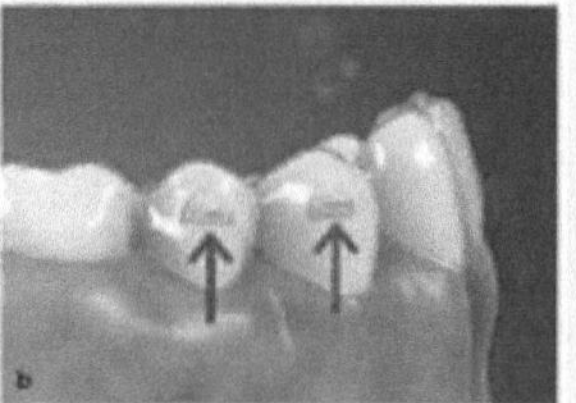

Fig. 9.5 Para uma intrusão optimizada do sector incisal, os encaixes passivos optimizados nos pré-molares mandibulares fornecem uma ancoragem que impede a remoção do alinhador

Outro método é posicionar dois botões no alinhador, vestibular e lingualmente, ao nível da gengiva do dente alvo. De seguida, são feitos dois sulcos de 1,5 a 2 mm de profundidade no bordo incisal com 1 mm de diâmetro para prender os elásticos em caso de intrusão do dente anterior (Figura 13); no caso de um dente posterior, a parte oclusal do alinhador é cortada[71]

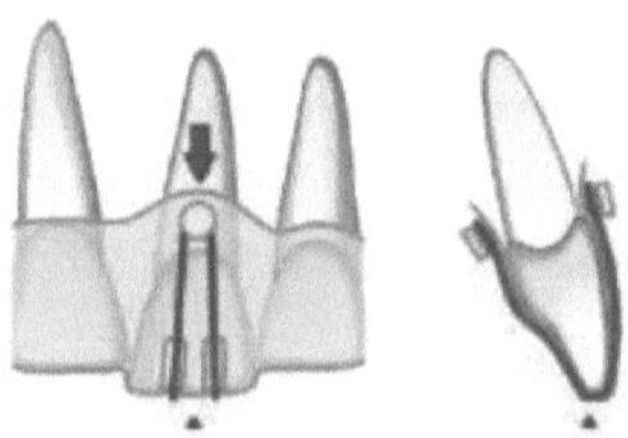

Fig 9.6: Intrusão de um incisivo central utilizando os botões vestibular e lingual para esticar um elástico que gera a força de pressão

O MOVIMENTO DE VIRAGEM

a) O tombamento descontrolado

Um estudo foi realizado por Baldwin et al.[72] em 2006 para descrever o movimento dos dentes adjacentes aos espaços de extração de pré-molares durante o fechamento do espaço com aparelhos alinhadores e depois com aparelhos fixos. Nesse estudo, o tratamento com alinhadores resultou em uma inclinação significativa dos dentes adjacentes aos locais de extração de pré-molares.[72]

b) O basculamento controlado

Tal como descrito na literatura, a inclinação é previsível com alinhadores termoplásticos, mas continua a ser difícil estabelecer um controlo radicular comparável.[73] No entanto, há um efeito colateral do movimento dentário com alinhadores termoplásticos chamado efeito "semente de melancia", que se refere à intrusão não intencional do dente deslocado desencadeada por uma força intrusiva causada pela distorção do aparelho.[74] A média calculada da relação momento/força (M / F) foi entre 8 e 9 (8,2) para a inclinação.

O MOVIMENTO DE BINÁRIO

O movimento de torque com alinhadores pode ser feito usando Power - Ridges. É suposto aplicarem uma força lingual ou palatina na parte cervical da coroa, que, quando restringida pelo plástico que cobre o bordo incisal do mesmo dente, cria um par de forças, este par é suposto produzir o torque lingual. Um outro método utilizado no sistema Essix também é eficaz: utilizando o termoplicador Hilliard ou uma camada de compósito, são aplicadas duas forças simultaneamente para vestibular e para lingual do dente alvo.[71] O controlo do torque de um incisivo central superior requer a criação de um par de forças eficaz. [73, 74]

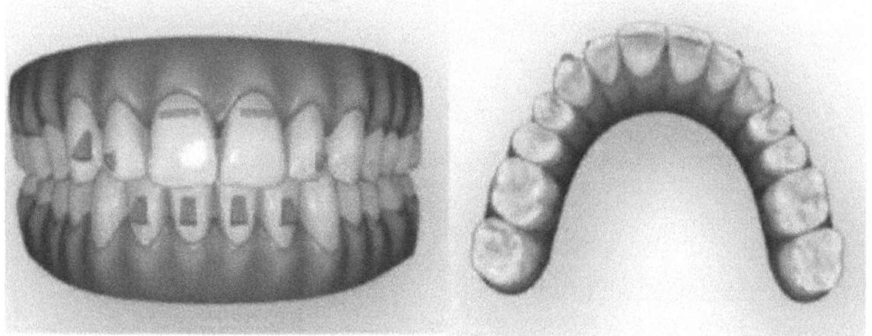

Fig. 9.7 Simulação 3D do processamento objetivado. A utilização de "power-ridge" V e L permite controlar o torque radicular dos incisivos superiores para ter um efeito de torque lingual radicular no 11 e no 21.

<u>O MOVIMENTO DE ROTAÇÃO</u>

Hahn et al. verificaram que apenas uma ligeira ativação de ± 0,17 mm ou 0,5° por passo durante a rotação poderia produzir forças ideais estimadas entre 0,35 e 0,6 N. 22 [75]

Existem 2 métodos para efetuar a rotação:

i. Podem ser criadas algumas forças para rodar um dente, colando botões na superfície vestibular e palatina do dente rodado e utilizando correntes elásticas entre eles antes ou durante o tratamento com alinhadores. As correntes podem ser trocadas a cada 3 semanas até que a rotação seja corrigida. [76]

ii. Também é possível efetuar rotações de caninos e bicúspides de uma forma mais previsível, utilizando acessórios de rotação optimizados. Estes acessórios têm formas diferentes, dependendo da direção da força necessária para rodar o dente afetado (Figuras 16 e 17)

GRÁFICO

NO ARCO MAXILAR -

Tooth number	Angulation		Inclination		Prominence of crown relative to embrasure line	
	Study group	Andrews's group	Study group	Andrews's group	Study group	Andrews's group
1	*3.30 ± 2.63	3.59 ± 1.65	5.80 ± 3.44	6.11 ± 3.97	2.25 ± 0.62	2.01 ± 0.32
2	*4.27 ± 2.54	8.04 ± 2.80	4.44 ± 4.16	4.42 ± 4.38	2.09 ± 0.60	1.84 ± 0.30
3	*2.66 ± 4.60	8.40 ± 2.97	*−5.99 ± 5.82	−7.25 ± 4.21	2.92 ± 0.71	2.67 ± 0.39
4	2.60 ± 5.33	2.65 ± 1.69	−8.40 ± 5.24	−8.47 ± 4.13	3.11 ± 0.74	2.54 ± 0.35
5	*5.07 ± 4.30	2.82 ± 1.52	−9.88 ± 6.10	−8.78 ± 4.13	3.03 ± 0.83	2.48 ± 0.36
6	*4.53 ± 3.12	5.73 ± 1.90	−11.27 ± 7.17	−11.53 ± 3.91	3.33 ± 1.07	2.88 ± 0.40
7	*3.00 ± 4.68	0.39 ± 5.69	−9.95 ± 6.87	−8.01 ± 5.63	3.44 ± 1.03	3.00 ± 0.51

*$P < 0.05$ significant

NO ARCO MANDIBULAR

Tooth number	Angulation		Inclination		Prominence of crown relative to embrasure line	
	Study group	Andrews's group	Study group	Andrews's group	Study group	Andrews's group
1	−0.23 ± 1.91	0.53 ± 1.29	1.36 ± 3.78	−1.71 ± 5.69	1.88 ± 0.46	1.59 ± 0.27
2	−0.43 ± 2.20	0.38 ± 1.47	0.88 ± 3.54	−3.24 ± 5.37	1.78 ± 0.44	1.64 ± 0.30
3	−1.17 ± 4.04	2.48 ± 3.28	−8.20 ± 8.52	−12.73 ± 4.65	*2.41 ± 0.60	2.37 ± 0.40
4	−0.32 ± 4.04	1.28 ± 1.90	−14.60 ± 9.38	−18.95 ± 4.96	2.91 ± 0.60	2.72 ± 0.43
5	*1.54 ± 3.47	1.54 ± 1.35	−18.50 ± 13.10	−23.63 ± 5.58	2.93 ± 0.66	2.60 ± 0.34
6	*1.67 ± 3.47	2.03 ± 1.14	−27.47 ± 14.52	−30.67 ± 5.90	3.14 ± 0.84	3.02 ± 0.40
7	2.12 ± 4.51	2.94 ± 2.05	−33.63 ± 18.11	−36.03 ± 6.57	3.30 ± 0.86	2.79 ± 0.47

ESPECIFICAÇÃO DA EXTREMIDADE

EM MAXILLARY

Número do dente	Ponta máxima da coroa durante a tradução	Ponta final da coroa	Binário final de raiz
1	20° distal	5°	12°
2	20° distal	9°	8°
3	20° distal	11°	-4°
4	20° distal ou mesial	0°	-7°
5	20° distal ou mesial	0°	-7°

EM MANDIBLE

Número do dente	Ponta máxima da coroa durante a tradução	Ponta final da coroa	Binário final de raiz
1	20° distal	2°	-1°
2	20° distal	2°	-1°
3	20° distal	5°	-11°
4	20° distal ou mesial	0°	-20°
5	20° distal ou mesial	0°	-20°

A FILOSOFIA TWEED-MERRIFIELD

PRESCRIÇÃO DE BINÁRIO

NO ARCO MANDIBULAR

Incisivos	7°
caninos e primeiros pré-molares	12°
segundos pré-molares e molares	20°

NO ARCO MAXILAR

segmento anterior	0° (torque lingual da raiz)
caninos e primeiros pré-molares	7°
segundos pré-molares e molares	12°

RECEITA DE ANDREWS

NO ARCO MAXILAR

Dente	1	2	3	4	5	6	7
DICA	5º	9º	11º	2º	2º	5º	5º
TORQUE	7º	3º	-7º	-7º	-7º	-9º	-9º

NO ARCO MAXILAR

Dente	1	2	3	4	5	6	7
DICA	2º	2º	5º	2º	2º	2º	2º
TORQUE	-1º	-1º	-11º	-17º	-22º	-30º	-35º

RECEITA DE ROTH

NO ARCO MAXILAR

Dente	1	2	3	4	5	6	7
DICA	5º	9º	13º	0º	0º	0º	0º
TORQUE	12º	8º	-2º	-7º	-7º	-14º	-14º

NO ARCO MANDIBULAR

Dente	1	2	3	4	5	6	7
DICA	2º	2º	7º	-1º	-1º	-1º	-1º
TORQUE	-1º	-1º	-11º	-17º	-22º	-30º	-30º

PRESCRIÇÃO MBT

NO ARCO MAXILAR

Dente	1	2	3	4	5	6	7
DICA	4º	8º	8º	0º	0º	0º	0º
TORQUE	17º	10º	-7º	-7º	-7º	-14º	-14º

NO ARCO MANDIBULAR

Dente	1	2	3	4	5	6	7
DICA	0º	0º	3º	2º	2º	0º	0º
TORQUE	-6º	-6º	-6º	-12º	-17º	-20º	-10º

FILOSOFIA DAMON

PRESCRIÇÃO DE BINÁRIO

NO ARCO MAXILAR

	U1	U2	U3	U4	U5	U6	U7
Binário elevado	17º	10º	7º				
Binário padrão	12º	8º	0º	-7º	-7º	-18º	-27º
Binário baixo	7º	3º					

NO ARCO MAXILAR

	L1	L2	L3	L4	L5	L6	L7
Binário elevado			7º				
Binário padrão	-1º	-1º	0º	-12º	-17º	-28º	-10º
Binário baixo	-6º	-6º					

O SISTEMA DE BORBOLETAS

PRESCRIÇÃO DE BINÁRIO

NO ARCO MAXILAR

Número do dente	Binário	Angulação	Rotação
1	14	5	0
2	8	9	0
3	0	9	0
4	-7	0	0
5	-8	3	0

NO ARCO MANDIBULAR

Número do dente	Binário	Angulação	Rotação
1	-5/ -10	2	0
2	-5/-10	5	0
3	-3	6	3
4	-7	0	0
5	-9	3	0

SISTEMA LINGUAL STB & LIGHT

EXPRESSÃO DE BINÁRIO

Dente	Maxilar	Mandibular
Dentes anteriores	55º & 40º	40
Pré-molar	+11º ou 0º	+11º ou 0º
Molar	+10º & 0º	0º

CONCLUSÃO

CONCLUSÃO

O conhecimento central desta dissertação da biblioteca é sobre a importância da "Ponta e Torque" que gira em torno de todo o tratamento ortodôntico para obter melhores resultados. Com a evolução da ortodontia desde a era de Angle, a angulação e a posição dos dentes são locais muito focados pelos ortodontistas do passado e do presente. Assim, para conseguir uma posição quase ideal dos dentes, a aplicação de "Ponta e Torque" percorreu o seu caminho desde a dobragem do fio (introduzida por E. H. Angle) até à base do bracket (introduzida pela primeira vez por L. Andrews). Desde que os braquetes personalizados foram introduzidos no mercado, vários outros ortodontistas têm vindo a inventar novos sistemas de braquetes com novos valores de "Tip and Torque" nas bases dos braquetes, para ultrapassar as falhas dos sistemas de braquetes anteriores. Assim, a presente dissertação da biblioteca imprime na mente do leitor a valorização da "Ponta e Torque em Ortodontia", para que uma oclusão funcional, estética e estabilidade sejam alcançadas no final do tratamento.

BIBILOGRAFIA

BIBILOGRAFIA

1. Proffit WR, Fields HW, editores. Contemporary orthodontics. 3ª ed. Saint Louis: Mosby; 2000

2. Buonocore MG. Um método simples para aumentar a adesão de materiais de enchimento acrílicos às superfícies de esmalte. J Dent Res 1955;34:849-53

3. Andrews, Lawrence F. (1979). O aparelho Straight-Wire. British Journal of Orthodontics, 6(3), 125-143. doi:10.1179/bjo.6.3.125

4. Lawrence F. Andrews (1972). As seis chaves para uma oclusão normal., 62(3), 0-309.

5. Simone Currim; Prabodh V. Wadkar (2004). Avaliação objetiva das características oclusais e coronais de indivíduos normais não tratados: Um estudo de medição., 125(5), 582-588.

6. Geeta Maruti Doodamani, Anmol S Khala et al Avaliação das angulações das coroas, inclinações das coroas e discrepâncias de tamanho dos dentes numa população do Sul da Índia Contemp Clin Dent. 2011 Jul-Set; 2(3): 176-181. doi: 10.4103/0976-237X.86449

7. Bruce S. Haskell; Edwin S. Segal Desafios étnicos e éticos no planeamento do tratamento: lidar com a diversidade no século XXI Angle Orthod (2014) 84 (2): 380-382.

8. Norman Wahl -Orthodontics in 3 millennia. Capítulo 1 Da Antiguidade a meados do século XIX (Am J Orthod Dentofacial Orthop 2005;127:255-9)

9. Dr. Ravindra Reddy Regella, MDS, Dr. Aweg Saxena, MDS Centuries of Orthodontics Journal of Interdisciplinary Dental Sciences, Vol. 1, No. 1 Jan-junho 2012

10. Milton B. Asbell, DDS, MSc, MACherry Hill-Uma breve história da ortodontia AJODO agosto de 1990 - Volume 98 - Número 2, p. 176-18

11. Angle EH. Ortodontia - mecanismo de arco de fita e alguns novos instrumentos auxiliares, Dental Cosmos, 1920;62:1157- 76, 1279-94

12. Angle EH. The latest and best in orthodontic mechanisms, Dent Cosmos 1928;70:1143-58

13. Angle EH. Some form of orthodontic mechanism and the reason for their introduction, dental Cosmos, 1916;58:969- 94

14. Jean L. Bertrand DDS, FRCD (C),A técnica de Begg J Clin Orthod. 1968;11(2): 444-458

15. Kesling PC. Expandindo os horizontes do slot de fio edgewise. American Journal of Orthodontics 1988, 94: 26-37

16. Kesling PC. Movimento dentário diferencial Conceito de ponta e a técnica do arco reto diferencial Journal of Indian Orthodontics 1988 19-31-35

17. Keling PC. Dinâmica do braquete Tip-Edge. American Journal of Orthodontics 1589, 96: 16-281

18. Parkhouse RC. Novas ideias com Tip-Edge. Kieferorthop 1995 5-137-142

19. Parkhouse RC OS-entrevistas: Dr. Richard Parkhouse sobre Tip-Edge. Journal of Indian Orthodontic Society 1992; 21: 67-73.

20. Kesling PC. Tip-Edge Guide and the Differential Straight-arch Technique, 4ª ed. Two Swan Advertising, 2000

21. Tweed CH. Uma filosofia de tratamento ortodôntico. Am J Orthod Oral Surg. 1945;31:74

22. Tweed CH. Indicações para a extração de dentes em procedimentos ortodônticos. Am J Orthod Oral Surg. 1944;30:405.

23. Tweed CH. O ângulo do incisivo mandibular de Frankfort (FMIA) no diagnóstico ortodôntico, planeamento do tratamento e prognóstico. Am J Orthod Oral Surg. 1954;24:121

24. Tweed CH. Ortodontia Clínica. Vols. 1 e 2. St. Louis: Mosby; 1966.

25. Merrifield LL. As dimensões da dentadura: de volta ao básico. Am J Orthod Dentofac Orthop. 1994;106:535.

26. Merrifield LL. A linha de perfil é uma ajuda na avaliação crítica da estética facial. Am J Orthod. 1966;11:804.

27. Merrifield LL. Diagnóstico diferencial com análise do espaço total. J Charles H Tweed Int Found. 1978;6:10.

28. Merrifield LL, Cross JJ. Força direcional. Am J Orthod. 1970;57:435.

29. Merrifield LL. Os sistemas de força direcional. J Charles H Tweed Int Found. 1982;10:15

30. Merrifield LL. Identificação e Classificação das Desarmonias Ortodônticas e Ortognáticas, palestra não publicada. Rio de Janeiro: Sociedade Brasileira de Ortodontia; 20 de novembro de 1997.

31. Andrews LF. O aparelho de fio reto foi explicado e comparado. J Clin Orthod. 1976;10(3):174-195

32. Andrews LF. O aparelho straight-wire. Braquetes da série de extração. J Clin Orthod. 1976;10(6):425-441

33. Andrews LF. Suportes de tradução totalmente programados. Em: Andrews LF, ed. Straight wire: o conceito e o aparelho. San Diego, CA: LA Wells;1989

34. Andrews LF. Straight Wire: The Concept and the Appliance. 1989, San Diego, L A Wells Co.

35. JCO:1987 Sep(632 - 642): O aparelho de fio reto - 17 anos depois - R H. ROTH,

36. McLaughlin R P, Bennett J C 1989 The transition from standard edgewise to preadjusted appliance systems. Journal of Clinical Orthodontics 23:142-153

37. McLaughlin, R. P. et al. Uma revisão clínica do programa de tratamento ortodôntico MBT. Orthodontic Perspectives, v.4, n.2, p. 4-15, outono, 1997.

38. Al Fakir H, Carey JP, Melenka GW, Nobes DS, Heo G, Major PW. Investigação dos efeitos de ligaduras de aço inoxidável nas características mecânicas de braquetes convencionais e autoligados sujeitos a torque. J Orthod 2014;41:188-200.

39. Gmyrek H, Bourauel C, Richter G, Harzer W. Capacidade de binário dos brackets metálicos e plásticos relativamente aos materiais, aplicação, tecnologia e biomecânica. J Orofac Orthop 2002;63:113-128

40. Dalstra M, Eriksen H, Bergamini C, Melsen B. Jogo de torção real versus teórico em sistemas de braquetes convencionais e autoligáveis. J Orthod 2015;42:103-113

41. Rinchuse DJ, Miles PG. Braquetes autoligáveis: Presente e futuro. American Journal of Orthodontics and Dentofacial Orthopedics 2007;132:216-222.

42. Brauchli LM, Steineck M, Wichelhaus A. Autoligadura ativa e passiva: um mito? Parte 1: controlo do torque. The Angle Orthodontist 2012;82:663-669

43. Sebanc J, Brantley WA, Pincsak JJ, Conover JP. Variabilidade do torque radicular efetivo em função do bisel da borda em fios ortodônticos. Am J Orthod 1984;86:43-51

44. Damon DH: Treatment of the face with biocompatible orthodontics (Tratamento da face com ortodontia biocompatível), em Graber TM,

Vanarsdall RL, Vig KWL (eds): Orthodontics: Current Principles and Techniques. St Louis, Elsevier Mosby, 2005, pp 753-8

45. Srinivas S: Comparação da retração de caninos com braquetes autoligados e convencionais - um estudo clínico. Tese em cumprimento de um diploma de pós-graduação, Universidade de Tamilnadu, Chennai, Índia, 2003

46. Maijer R, Smith DC: Poupança de tempo com brackets autoligáveis. J Clin Orthod 24:29-31, 1990

47. Shivapuja PK, Berger J: Um estudo comparativo dos sistemas de braquetes de ligadura convencional e de ligadura automática. Am J Orthod Dentofacial Orthop 106:472-480, 1994

48. Voudouris JC: Mecanismos edgewise interactivos: comparação da forma e função com brackets edgewise convencionais. Am J Orthod Dentofacial Orthop 111:119-140, 1997

49. Turnbull NR, Birnie DJ: Eficiência de tratamento de braquetes convencionais versus autoligáveis: os efeitos do tamanho e do material do fio. Am J Orthod Dentofacial Orthop 131:395-399, 2007

50. Harradine N. A história e o desenvolvimento dos braquetes autoligáveis. Semin in Orthod.2008; 14 (1): 5-18

51. Trevisi e Bergstrand: O sistema de aparelhos autoligáveis SmartClip; SeminOrthod2008;14:87-100

52. Scuzzo G, Takemoto K, Takemoto Y, Scuzzo G, Lombardo L. Um novo braquete lingual autoligável com ranhuras quadradas. J Clin Orthod 2011; 45:682-90

53. W.R. P. Ortodontia Contemporânea. 2007

54. McLaughlin RP, Bennett JC, Trevisi HJ. Mecânica do Tratamento Ortodôntico Sistematizado. Mosby Incorporated; 2001

55. Sifakakis I, Pandis N, Makou M, Eliades T, Katsaros C, Bourauel C. Expressão do binário de braquetes convencionais de 0,018 e 0,022 polegadas. Eur J Orthod 2013;35:610-614.

56. Kesling, P.C.: Teoria e técnica de Begg: Passado, presente e futuro, em New Vistas in Orthodontics, ed. L.E. Johnston, Jr., Lea and Febiger, Philadelphia, 1985. L.E. Johnston, Jr., Lea and Febiger, Philadelphia, 1985

57. Bennett, J.C. e McLaughlin, R.P.: Orthodontic Management of the Dentition with the Preadjusted Appliance, Isis Medical Media, Oxford, Inglaterra, 1997

58. Conselho Americano de Ortodontia: Porque é que os relatórios de casos não passam no exame clínico ABO Fase III, Am. J. Orthod. 110:559-560, 1996.

59. Creekmore, T.D. e Kunik, R.L.: Straight wire: A próxima geração, Am. J. Orthod. 104:8-20, 1993.

60. McLaughlin, R.P.; Bennett, J.C.; e Trevisi, H.J.: Systemized Orthodontic Treatment Mechanics, Mosby, St. Louis, 2001.

61. Ravera S, Castroflorio T, Garino F, Daher S, Cugliari G, et al. (2016) Distalização de molares superiores com alinhadores em pacientes adultos: um estudo retrospetivo multicêntrico. Progress in Orthodontics 17(1): 12.

62. Simon M, Keilig L, Schwarze J, Jung BA, Bourauel C (2014) Resultado do tratamento e eficácia de uma técnica de alinhamento - em relação ao torque dos incisivos, desarticulação dos pré-molares e distalização dos molares. BMC Oral Health 14(1): 68.

63. Li W, Wang S, Zhang Y (2015) A eficácia do aparelho Invisalign em casos de extração utilizando o sistema de classificação do modelo ABO: um ensaio controlado aleatório multicêntrico. Revista Internacional de Medicina Clínica e Experimental 8(5): 8276

64. Hennessy J, Al-Awadhi EA (2016) As gerações de alinhadores transparentes e o movimento dentário ortodôntico. Journal of Orthodontics 43(1): 68-76

65. Elkholy F, Schmidt F, Jäger R, Lapatki BG (2016) Forças e momentos proporcionados por alinhadores PET-G novos e mais finos durante o movimento corporal labiopalatino de um incisivo central superior: um estudo in vitro. The Angle Orthodontist 86(6): 883-890.

66. Kravitz ND, Kusnoto B, BeGole E, Obrez A, Agran B (2009) How well does Invisalign work? Um estudo clínico prospetivo que avalia a eficácia da movimentação dentária com Invisalign. American Journal of Orthodontics and Dentofacial Orthopedics 135(1): 27-35

67. Haouili N, Kravit ND, Vaid NR, Ferguson DJ, Makki L (2020) O Invisalign melhorou? Um estudo prospetivo de acompanhamento sobre a eficácia da movimentação dentária com Invisalign. American Journal of Orthodontics and Dentofacial Orthopedics 158(3): 420-425

68. Schupp W, Haubrich J (2017) Les aligneurs en orthodontie diagnostic, biomécanique, planification et traitements. Quintessence Int. (1ª ed.), p. 358

69. Glaser BJ (2017) Insider's guide to Invisalign treatment: a step-by-step guide to assist you with your Clin Check treatment plans. Sacramento. CA, p. 319

70. El-Bialy T, Galante D, Daher S (2016) Orthodontic Biomechanics: Tratamento de casos complexos utilizando o Clear Aligner. Bentham Science Publishers 39(3): 342.

71. Chaudret F (2018) Biomécanique des aligneurs en orthodontie. Sciences du Vivant [q-bio]. dumas-01938617.

72. Baldwin DK, King G, Ramsay DS, Huang G, Bollen AM (2008) Tempo de ativação e rigidez do material de aparelhos ortodônticos removíveis sequenciais. Parte 3: pacientes com extração de pré-molares. Jornal americano de ortodontia e ortopedia dentofacial 133(6): 837-845.

73. Smith RJ, Burstone CJ (1984) Mechanics of tooth movement. American Journal of Orthodontics 85(4): 294-307.

74. Brezniak N (2008) O aparelho de plástico transparente. Um ponto de vista biomecânico. The Angle Orthodontist 78(2): 381-382.

75. Hahn W, Engelke B, Jung K, Dathe H, Fialka-Fricke J, et al. (2010) Forças iniciais e momentos proporcionados por aparelhos termoplásticos removíveis durante a rotação de um incisivo central superior. The Angle Orthodontist 80(2): 239-246.

76. Hahn W, Engelke B, Jung K, Dathe H, Kramer, et al. (2011) A influência das forças oclusais nas propriedades de entrega de força dos alinhadores durante a rotação de um incisivo central superior. The Angle Orthodontist 81(6): 1057-1063.

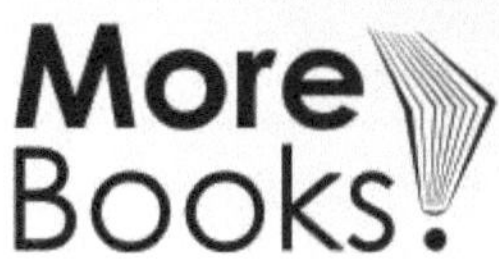

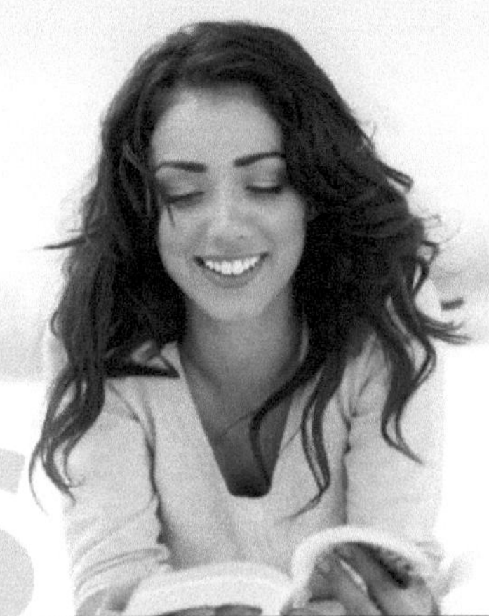

yes
I want morebooks!

Buy your books fast and straightforward online - at one of world's fastest growing online book stores! Environmentally sound due to Print-on-Demand technologies.

Buy your books online at
www.morebooks.shop

Compre os seus livros mais rápido e diretamente na internet, em uma das livrarias on-line com o maior crescimento no mundo! Produção que protege o meio ambiente através das tecnologias de impressão sob demanda.

Compre os seus livros on-line em
www.morebooks.shop

info@omniscriptum.com
www.omniscriptum.com

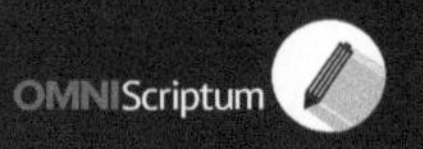

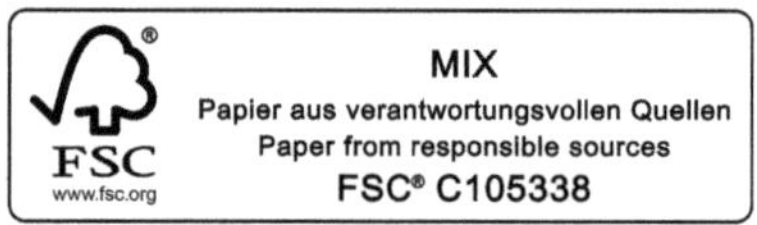

Printed by Books on Demand GmbH, Norderstedt / Germany